Eres lo que comes y comes lo que eres

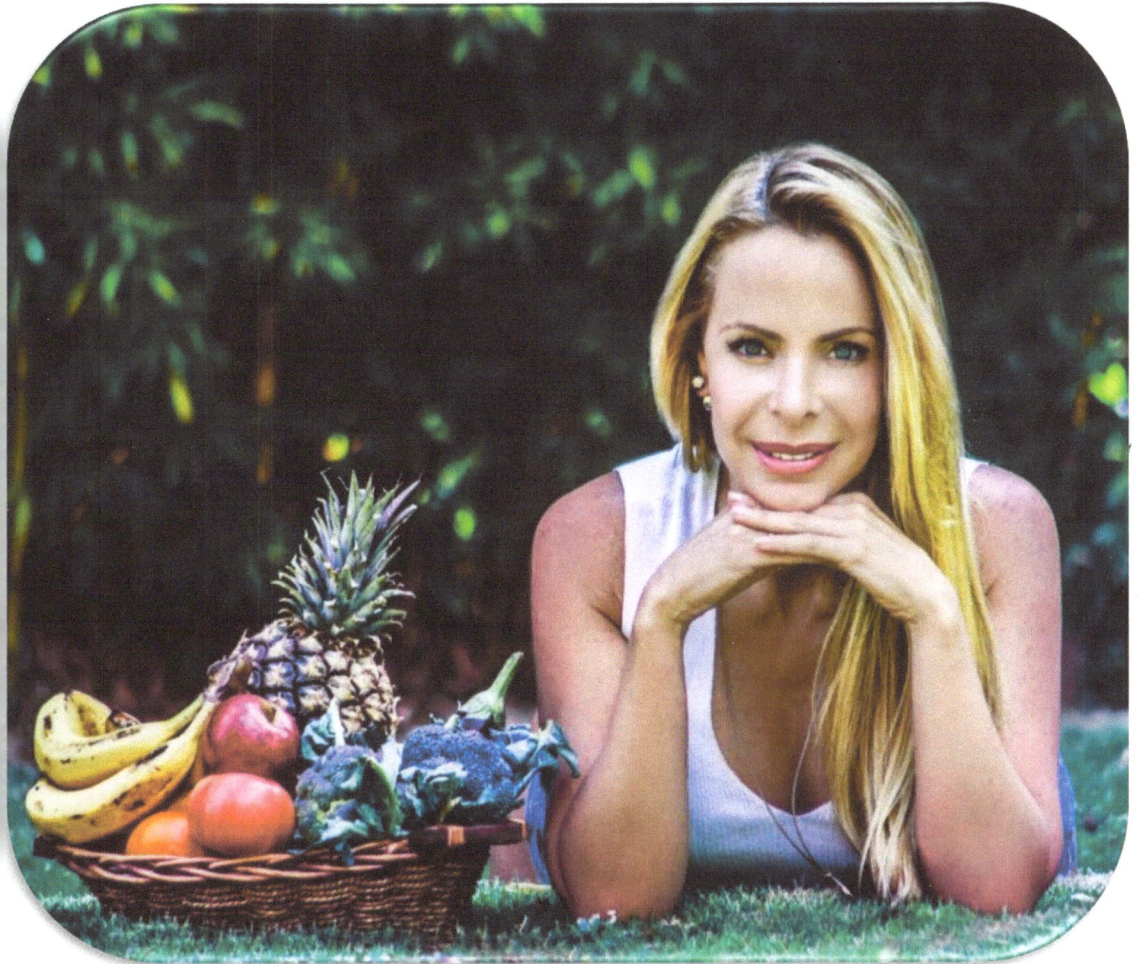

SHIA BERTONI

Eres lo que comes y comes lo que eres
Authored by Shia Bertoni, Photographs by Luigi Platti,
Prepared for publication by Paulina Aly

Editorial Printed Fine Arts
ISBN-13: 978-0692546376
ISBN-10: 0692546375

Prólogo
"Eres lo que comes, comes lo que eres".

Hace años conocí a **Shia**, vi en ella esa energía que estimula creatividad, motivación y el esfuerzo para inspirarse y ofrecernos este libro o recetario donde nos presenta propuestas para el cambio en la alimentación y el uso de componentes naturales que bloquean los mecanismos potenciales en la aparición y progresión del cáncer no hay que olvidar que los mayores avances científicos derivan del uso de la biología molecular, epidemiologia molecular y modificaciones epigenéticas en nutrición.

El cáncer afecta a 24 millones de personas y es responsable de 6 millones de muertes, por lo tanto, la prevención es fundamental en la lucha contra esta pandemia. Sabemos que al menos el 30% de todos los cánceres puede ser prevenido con regímes dietéticos; la asociación entre dieta, nutrición y el riesgo a cáncer ya no se discute.

En la prevención y en el tratamiento del cáncer, la nutrición juega un papel preponderante, tanto en el paciente con desgaste orgánico en fases avanzadas de la enfermedad como en el paciente obeso cuyo papel como predisponente a ciertos tipos de cáncer es innegable, si entendemos a la epigenética como el estudio de las modificaciones químicas del ADN desde la concepción y durante el transcurso de nuestras vidas; vemos que la alimentación es un modulador epigenético, es decir que puede alterar nuestro ADN, activando o apagando algunos genes estimulando el desarrollo del cáncer y otras enfermedades.

Nos ofrece aquí, **Shia** su propia experiencia.

Dr. Cono Gumina
Gastroenterólogo

Introducción

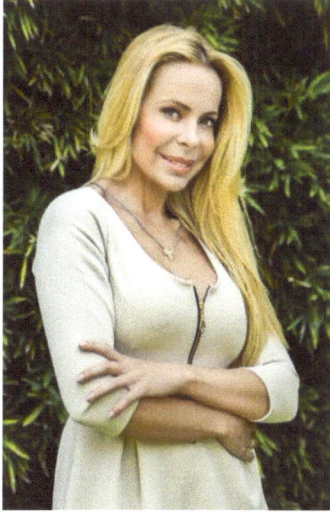

¿Qué exactamente se quiere decir con la frase "Eres lo que comes"?

Se dice por ahí que, si uno consume carne roja, por ejemplo, tendera a ser más agresivo, debido a que la energía contenida en la carne suele ser de baja vibración ya que el animal fue maltratado o sufrió excesivo estrés en su matanza, dolor o ira que se quedan impregnadas en la carne y pasan haciendo sus efectos al cuerpo humano. También se dice que, si se incluye azúcar refinada en la dieta, la persona se volverá más susceptible y depresiva, debido a que el azúcar genera fuertes desequilibrios en el cuerpo, mientras que se cree que quienes comen más al estilo vegetariano están más "limpios" en su cuerpo y energía, y que gozan de una mejor calidad tanto física como emocional. Claro que hay alimentos oro y alimentos chatarra. No nutritivos. Con calorías vacías.

Se pueden decir muchas cosas al respecto, si usamos un poco nuestra observación y sentido común, podremos ver que no siempre la regla se cumple: hay personas que comen carne y son de temperamento tranquilo, mientras que hay vegetarianos que son muy estresados o deprimidos, o personas que cuidan excesivamente lo que comen y son enfermizas. Incluso, hay personas que comen todo el tiempo comida chatarra y no se enferman.

Si bien es cierto que la comida tiene sus efectos tanto biológicos como emocionales en el cuerpo, y que ciertamente una dieta balanceada, variada y de calidad aporta salud y mejor calidad de vida, parece ser que la cosa va un poco más allá de simplemente comer para ser.

He observado durante algunos años la forma en la que comen las personas, y efectivamente la mayor parte de las personas que creen comer bien tienen problemas de salud o estados emocionales alterados, como ansiedad, exceso de estrés, problemas de ira, etc. Cuando revisamos sus dietas, se encuentra fácilmente que hay muchas grasas nocivas, productos refinados o animales, comida chatarra o de baja calidad. También he observado que en cuanto la dieta se arregla, mucho se arregla en la forma de vida.

Y, sin embargo, por otro lado, me doy cuenta también que cuando una persona tiene la intención de un cambio de dieta, por el motivo que sea, en el transcurso del cambio muchas personas se ven confrontadas con sus propios mundos emocionales: a una les da más tristeza de lo habitual, otras se sienten enfadadas, otras no pueden tan fácil cambiar de hábitos, etc. Así que, al cambiar de dieta, de alguna forma también se está transformando o mudando un hábito en la forma en cómo se vive o piensa la vida.

Creo que, podemos decir que comer está muy relacionado con nuestra filosofía personal, y habla mucho del carácter que tenemos, diciéndolo de un modo más atinado, no es en si el alimento lo que nos hace ser de determinada forma, sino es el cómo lo comemos, lo que develaría cómo somos.

Comemos despacio, rápido, saboreamos, comemos por comer, comemos "chatarra", comemos "nutritivo", comemos con disgusto o para llenarnos solamente, comemos sin mesura, para saciar sin tener hambre, etc.

Todo esto, si observamos, es lo mismo que hacemos con las experiencias en nuestras vidas: las vivimos aprisa, despacio, las saboreamos, las volvemos algo chatarra (nos quejamos), les sacamos provecho (aprendemos o nos nutrimos de ellas), vivimos cosas solo para sentirnos "llenos" (ya sea tener compañía solo por tener, para no sentirnos solos, vacíos, etc.), vivimos sin mesura, o para saciar un momento nada más (para distraernos del dolor que sentimos, etc.) etc.

Por lo que a mí respecta, es más la forma en la que se come y cómo lo cocinas o no, que el alimento en sí, lo que definiría cómo somos, por lo que podríamos unir un poco la frase inicial "Eres lo que comes y comes lo que eres", y "Eres la forma en cómo comes", lo cual sería muy acertado.

Así que, de ahora en adelante, cada vez que comas, fíjate no sólo en lo que comes, sino en cómo lo comes: y entonces sabrás cómo realmente eres y estás viviendo ¿Por qué una salud al día? Mejor es prevenir que curar. Cuanto antes comience una persona a llevar una dieta sana y equilibrada, tanto más saludable se mantendrá. Para mí, somos lo que comemos y llevo años cuidando mi salud integralmente como forma de vida, pero la alimentación tiene un papel en mi vida protagónico. Una alimentación correcta, variada y completa, una dieta equilibrada cuyo modelo más reconocido es la dieta mediterránea, permite por un lado que nuestro cuerpo funcione con normalidad, que cubra nuestras necesidades biológicas básicas -necesitamos comer para poder vivir- y por otro, previene o al menos reduce el riesgo de padecer ciertas alteraciones o enfermedades a corto y largo plazo. Y sin duda alguna el tiempo es definitivamente el aliado de todo, pero ese tiempo va de la mano de la disciplina de la constancia y el trabajo. Eso va en todas las aéreas de la vida, por ejemplo: con un amor terrible, con un amor divino; el tiempo ayuda liberar rencores, odios, a sanar heridas y para bajar de peso en el reto contra la obesidad, para una ruta y una meta en cuanto al cuerpo, pues definitivamente es el tiempo también un factor determinante. A través de la disciplina, a través del trabajo, es el que va a dar los resultados. Un día a la vez, no se apuren, dejen el ahogo por bajar toda la cantidad de kilos que se acumularon por años, de la noche a la mañana o de dietas de tres días, siete días, catorce días, de veintiún días. Esa no es la salud al día, eso va en contra de nuestra salud, de nuestra vida y en contra del bolsillo, del ahorro. Desde todo punto de vista, con paciencia con disciplina y cada día a la vez ir cambiando un hábito distinto. De eso se trata mi concepto y mi búsqueda por una mejor calidad de vida, de eres lo que comes y comes lo que eres.

Agradecimientos

"Un país saludable, es una sociedad consciente de su futuro" – S.B

Gracias, es una palabra tan pequeña, pero con un gran significado...y que, en estos tiempos, no se pronuncia tan a menudo como se debería. Y para mí que siempre he querido plasmar mis pensamientos en un papel. Siempre pensaré en lo importante que es para mí escribir una carta de agradecimiento a las personas que realmente importan, tarea que siempre tengo presente.

A mi madre, por su apoyo, su amor y comprensión que permanentemente me hace sentir.

A mi hermana y sobrinos por acompañarme en este viaje...*"La Vida"* y compartir mi pasión por ella.

A mi hijo Alan, esa personita que me hace sentir la mujer más orgullosa del Mundo y que hace grande a mi corazón.

A mis amigos íntimos: Ellos saben quiénes son. Por sus preciados consejos y gratos momentos. Por vuestro generoso apoyo.

Especialmente quiero destacar mi agradecimiento a mi amiga y madre por adopción Madeleine Duyos quién me convenció de compartir mi estilo de vida en estas páginas, y a mi mascotica Génesis Azuaje por acompañarme en el proceso.

A mis oyentes y televidentes por seguir mi carrera y permitirme hacer lo que más amo "Periodismo de salud". Siempre estaré en deuda permanente.

¡GRACIAS! Y continuamos día a día descubriendo nuevas alternativas para vivir sanos y poniéndolas en práctica.

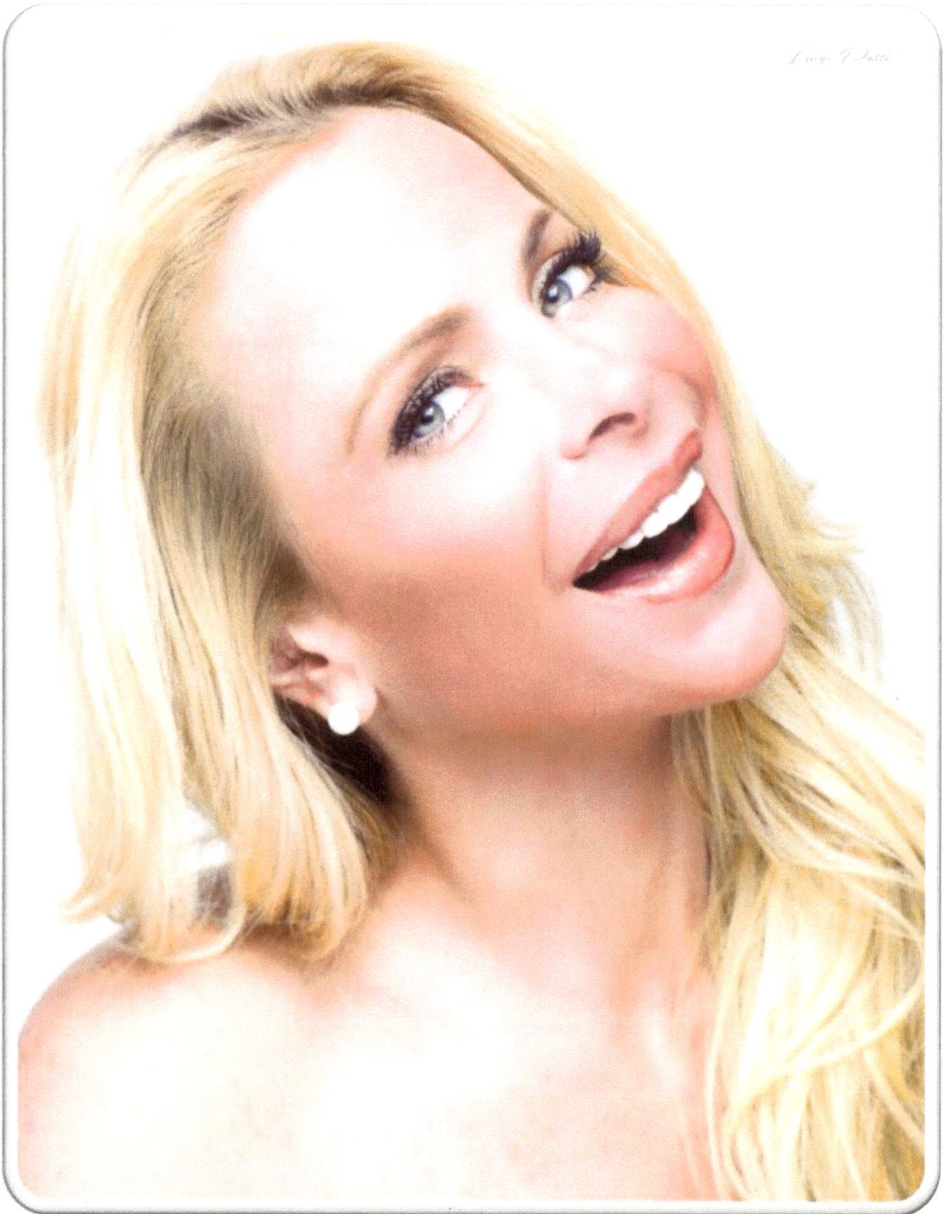

"Cuando te sientes bien todo te sale mejor"

Jugos:

Las actitudes positivas pueden ser las bases más importantes para una salud permanente.

"Buen alimento, mejor pensamiento" – S.B

**Jugo Tipo Shia*

Ingredientes:

- ❖ Pepino entero
- ❖ Perejil
- ❖ 1 rodaja de piña
- ❖ Celery (una rama)
- ❖ 1 cucharada de colágeno
- ❖ Agua helada

Preparación:

Todo a la licuadora, por bastante tiempo para que quede cremoso y no se sientan trozos del perejil (Ideal no colar), si no puedes con su textura, pues hazlo.

Tómalo al sacar de la licuadora para que no se espese y claro, une tus vitaminas, protector solar en cápsulas Heliocare y la glucosamina para loa huesos (en mi caso la rodilla) Ingrediente que va al final de licuar, es una cucharada de colágeno en polvo a tu vaso de jugo, mueves bien y listo.

Bertoni Box: Quiera su cuerpo y **consiéntalo** responsablemente para que pueda llevar una vida activa y saludable. Jugo que sirve para consumir a diario.

Es fresco, sabroso, combina propiedades depurativas y diuréticas. Me Preguntan: ¿Beneficios de batido del perejil con piña y pepino? Las frutas, junto con las hortalizas, proporcionan vitaminas y minerales, por lo tanto, son alimentos que tienen que estar presentes en la dieta diaria. Así, ingiriendo diariamente frutas y verduras nunca tendremos carencia de estos factores.

La naturaleza nos proporciona una infinita cantidad de hierbas que poseen propiedades medicinales para la salud. Conocerlas se hace indispensable para poder recurrir a ellas en el caso de tratar cualquier enfermedad y disfrutar de una vida Saludable.

Come Verde.

Te invito a conocer las propiedades de los ingredientes del Jugo Tipo Shia

Pepino

- ❖ Hidrata el cuerpo.
- ❖ Combate el daño solar.
- ❖ Elimina toxinas.
- ❖ Favorece la digestión y pérdida de peso.
- ❖ Proporciona aliento fresco y encías saludables.
- ❖ Mantiene los riñones en forma.
- ❖ Reduce los niveles de ácido úrico.

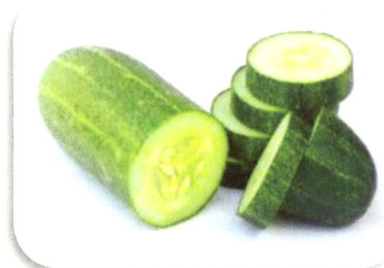

Piña

- ❖ Ayuda a mantener la buena salud de los ojos.
- ❖ Es abundante en antioxidantes.
- ❖ Contiene propiedades diuréticas y depurativas.
- ❖ Activa el metabolismo y la eliminación de grasas.
- ❖ Destruye los parásitos intestinales y mejora la digestión.

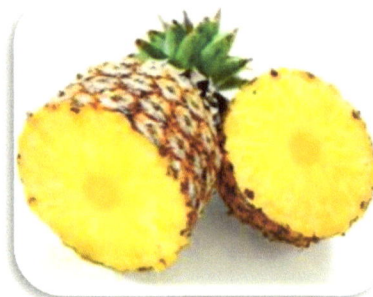

Perejil

- ❖ Es antiinflamatorio.
- ❖ Gran fuente de vitamina C.
- ❖ Previene la anemia.
- ❖ Purifica la sangre.
- ❖ Sirve como tratamiento para infecciones de la vejiga.
- ❖ Alivia la indigestión.
- ❖ Combate la artritis.

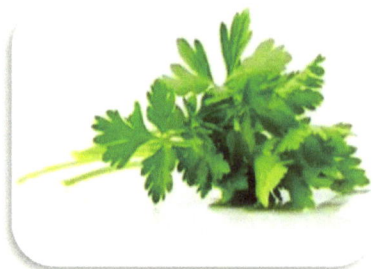

Celery

- ❖ Disminuye la presión arterial.
- ❖ Favorece en la lucha contra el cáncer.
- ❖ Rompe los cálculos renales.
- ❖ Reduce el colesterol malo.
- ❖ Ayuda con la pérdida de la memoria.
- ❖ Ayuda a bajar de peso.

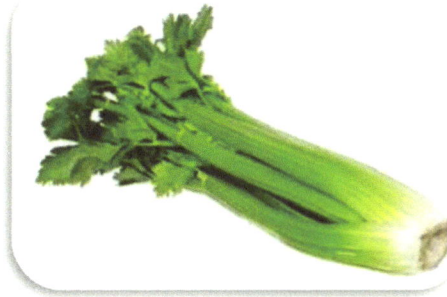

Yogurt de Soya

- ❖ Auxiliar anticancerígeno.
- ❖ Reduce los síntomas de la menopausia.
- ❖ Fortalece los huesos.
- ❖ Regula problemas de colesterol.
- ❖ Bajo nivel calórico.
- ❖ Mejora la función digestiva.
- ❖ Regula problemas de acidez, gastritis y reflujo.

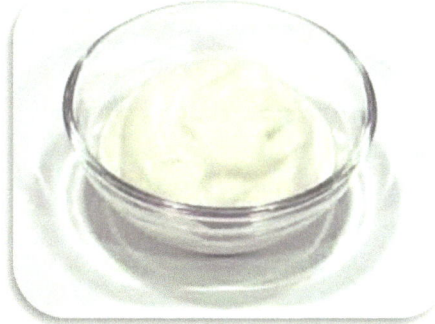

Sábila

- ❖ Regenera la piel, ayuda a cicatrizar más rápido y a sanar quemaduras.
- ❖ Aporta energía.
- ❖ Se emplea como laxante natural y metabolizador de grasas.
- ❖ Se emplea para el tratamiento de enfermedades de las vías respiratorias.
- ❖ Favorece el tratamiento de la diabetes y la hipertensión.

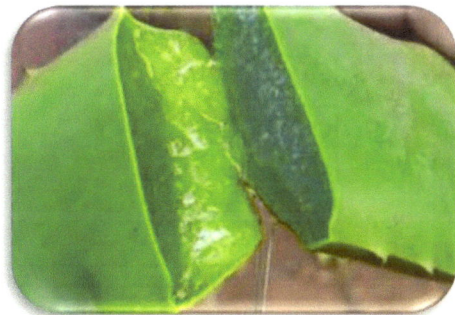

Manzana

- ❖ Reduce el riesgo de sufrir enfermedades cardíacas y virales.
- ❖ Posee propiedades antialérgicas y antiinflamatorias.
- ❖ Posee grandes propiedades digestivas y hepáticas.
- ❖ Colabora en la disminución de los niveles de colesterol.
- ❖ Contribuye con la pérdida de peso.

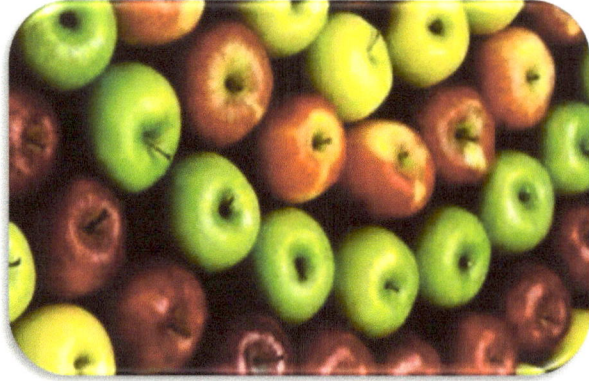

Miel

- ❖ Proporciona más energía.
- ❖ Ayuda a combatir las úlceras gástricas.
- ❖ Posee propiedades antisépticas.
- ❖ Mejora la salud digestiva y del sistema inmunológico.
- ❖ Previene problemas del corazón.
- ❖ Reduce el colesterol.

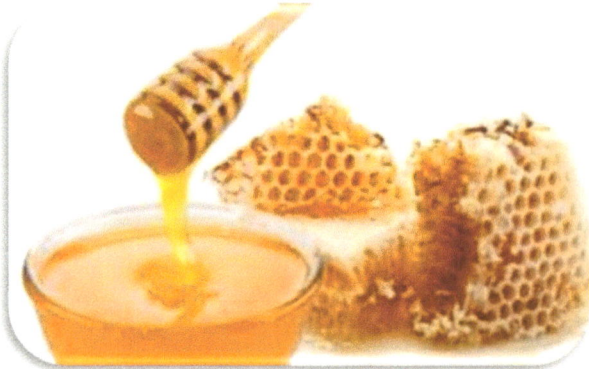

*Jugos para Celiacos:

Mis jugos en esta ocasión para los Celiacos, de más decirles el honor y responsabilidad de ser embajadora de la Fundación Celiacos Venezuela. Estos jugos a la vez que te nutren son una importante fuente de vitaminas, minerales y fibra. Se les puede considerar medicinas naturales que ayudan a sanar y regenerar el organismo. Ayudan a eliminar las toxinas del organismo y mantienen la piel fresca y lozana y lo más importante es que son ideales para todo el mundo. Personalmente sólo los tomo en el mañana bien temprano al levantarme. Cualquier zumo de fruta está libre de gluten -Claro hecho natural, no de pote-

*Jugo para regenerar la flora intestinal

- ❖ 1/2 yogur natural de soja o descremado sin azúcar
- ❖ 2 cucharadas de jugo de Aloe Vera. Siempre hay una mata en casa toma 1 penca.
- ❖ 1 vaso de zumo de manzana. Debes prepararlo en casa.
- ❖ Miel al gusto. Ayuda a asimilar mejor los alimentos, a la vez que regenera la flora intestinal.

*Jugo para evitar la retención de líquidos

- ❖ 2 tazas de uvas, mejor negras
- ❖ 1 puñado de arándanos (buena para la diabetes) o cranberry sino se encuentran frescos, se pueden usar deshidratados.
- ❖ Jugo de 2 limones grandes
- ❖ Miel al gusto y sin miel mejor. Desinflama las extremidades y ayuda a limpiar el organismo.

Y yo siempre enamorada de las manzanas:

Jugo para los intestinos

- ❖ 1 manzana
- ❖ 1 trozo grande papaya (lechosa)
- ❖ Miel a tu elección Regenera el intestino y evita todos los problemas relacionados con el estreñimiento y la mala asimilación de los alimentos entre otros.

"Come Verde, rico, saludable y Vive Sano."

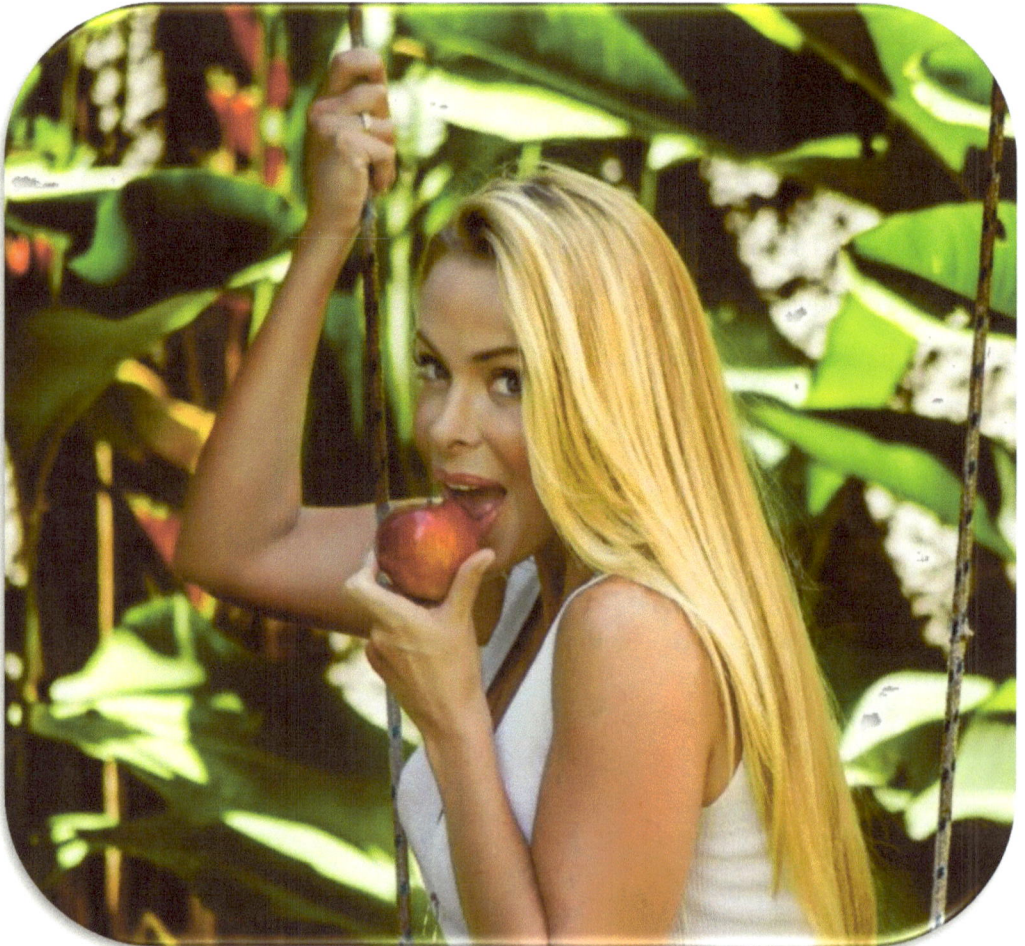

Amanecer o despertar saludable (Desayuno)

"La formación de hábitos alimentarios saludables debe comenzar desde los primeros años porque los hábitos instalados tempranamente tienden a perdurar a lo largo de la vida"-S.B

Hablar de La Arepa, es hablar de Venezuela, de nuestra cultura y de la mesa de cada día, es nuestra expresión culinaria más autóctona, es el benefactor pan nuestro de cada día. La arepa es una expresión nacional, en cualquier ciudad de Venezuela puede encontrarse. Su preparación se remonta a nuestros ancestros indígenas, que sembraron, recolectaron y procesaron el maíz. Exploran nuestra historia para descubrir en ella la imagen de nuestro abolengo, los símbolos de nuestra memoria. Es por ello, que la curiosidad del pasado nos cautiva y nos atrae, nos integra y nos arraiga a un recuerdo compartido.

Actualmente, la arepa tiene su fecha de celebración como parte de la cultura y gastronomía venezolana. La Organización Venezolanos en el Mundo (VenMundo), celebra el segundo sábado de septiembre el Día Mundial de la Arepa.

Y yo, como buena venezolana y amante de la arepa, decidí crear mi versión saludable de esta, sin dejar a un lado la tradición que nos acompaña y teniendo en cuenta que el desayuno nos aporta la energía necesaria para el buen funcionamiento del cerebro y el cuerpo durante el día. La Arepa Tipo Shia en sus cuatro versiones la cree para que pudiera comerse a cualquier hora del día, como desayuno, almuerzo, cena y hasta de merienda.

Aquí les dejó cómo preparar las distintas versiones de la Arepa Tipo Shia con sus propiedades…

*Arepa Tipo Shia Saludable

Ingredientes

- ❖ 3 claras de huevo.
- ❖ 2 cucharadas de avena en hojuelas.
- ❖ 3 cucharadas de linaza molida.
- ❖ 1 cucharada de colágeno en polvo o 1 cucharada de gelatina ligera sin sabor

Opcionales:

- ❖ 1 cucharada de: Semillas de Quínoa
- ❖ Ajonjolí
- ❖ Afrecho Semillas de chía
- ❖ Harina de almendras
- ❖ Colon Cleanse (para un día de limpieza)

Preparación:

Masa Arepa Tipo Shia se mezclan todos los ingredientes tipo Arepa de nuestra tradición venezolana, pero esta lleva: avena, linaza molida, claras de huevo, colágeno en polvo, no lleva agua ni aceite y tampoco sal. Y para un día de limpieza agrega 1 cucharada de Colon Cleanse de venta en GNC.

Haces una bolita y trabajas la masa como la arepa tradicional y a la plancha.

Hay un detalle: la clara puede variar de cantidad dependiendo de cada huevo y eso puede requerir un toque más de avena o linaza para su consistencia.
Es fácil y muy rica tostada.

Calorías:

1 cda de Avena: 34,8cal + 3 claras de huevo: 20,7 cal + 1 cda semilla Chía 5cal + linaza y colágeno no tienen nada de aporte calórico:
Total 60,5 calorías totales.

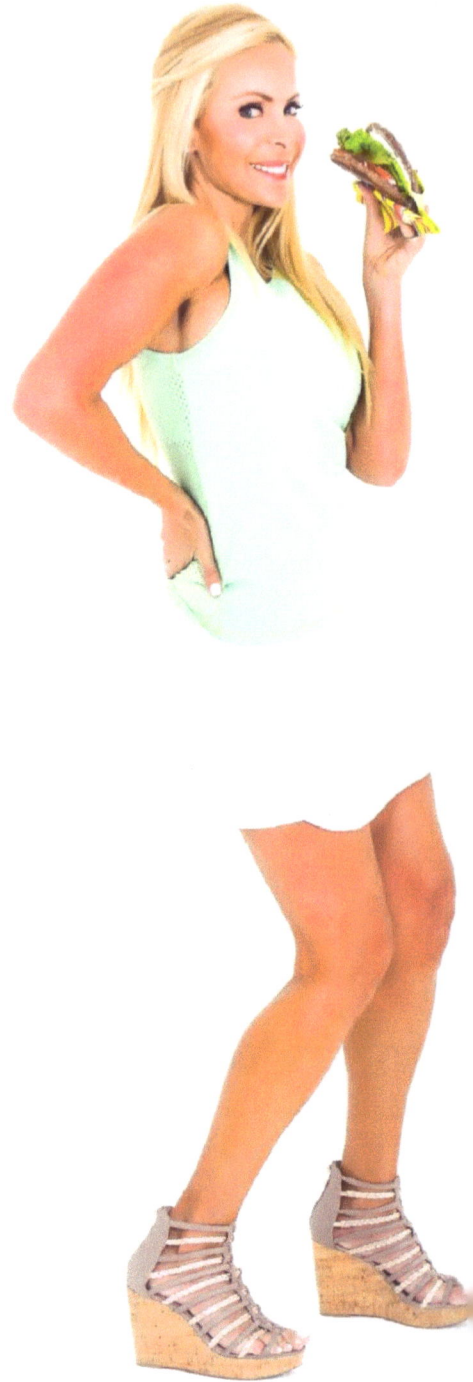

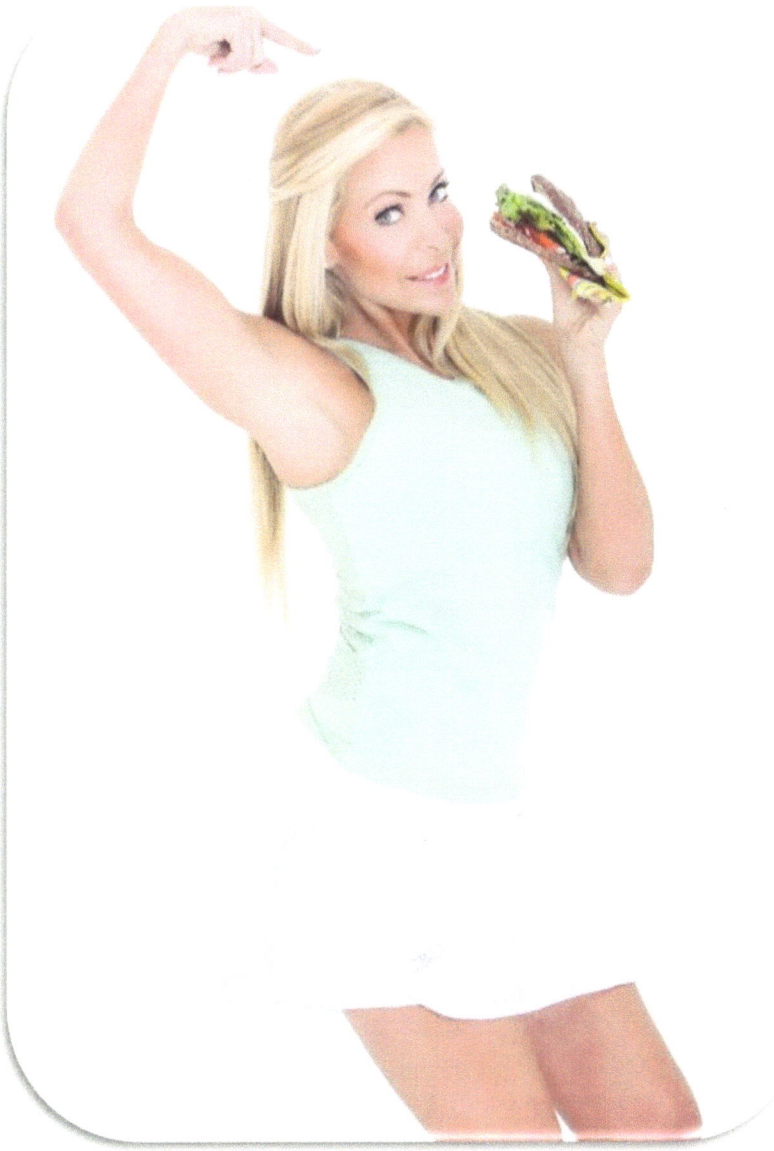

"Buen alimento, mejor pensamiento"

*Arepa Tipo Shia para Celíacos

Ingredientes

❖ 3 claras de huevo
❖ 3 charadas de linaza molida.
❖ 1 cucharada de harina de almendras libre de gluten.
❖ 1 cucharada de ajonjolí
❖ 1 cucharada de colágeno en polvo

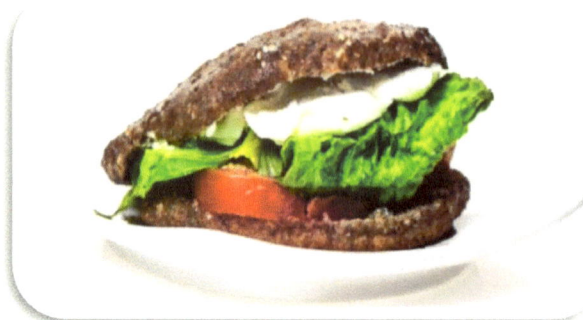

Calorías:

1 cda de Harina de Almendras: 57,9 cal +
1 cda Ajonjolí 5 cal + linaza y colágeno no aportan nada de calorías

Total 62,9 = 63 calorías totales

Bertoni Box

La diferencia con la tradicional arepa Tipo Shia es que lleva avena en hojuelas y la de celíacos no lleva avena. En particular la Arepa Tipo Shia para celíacos sabe a rico pan. Ideal para otros usos, como por ejemplo: hamburguesas ligeras y saludables.

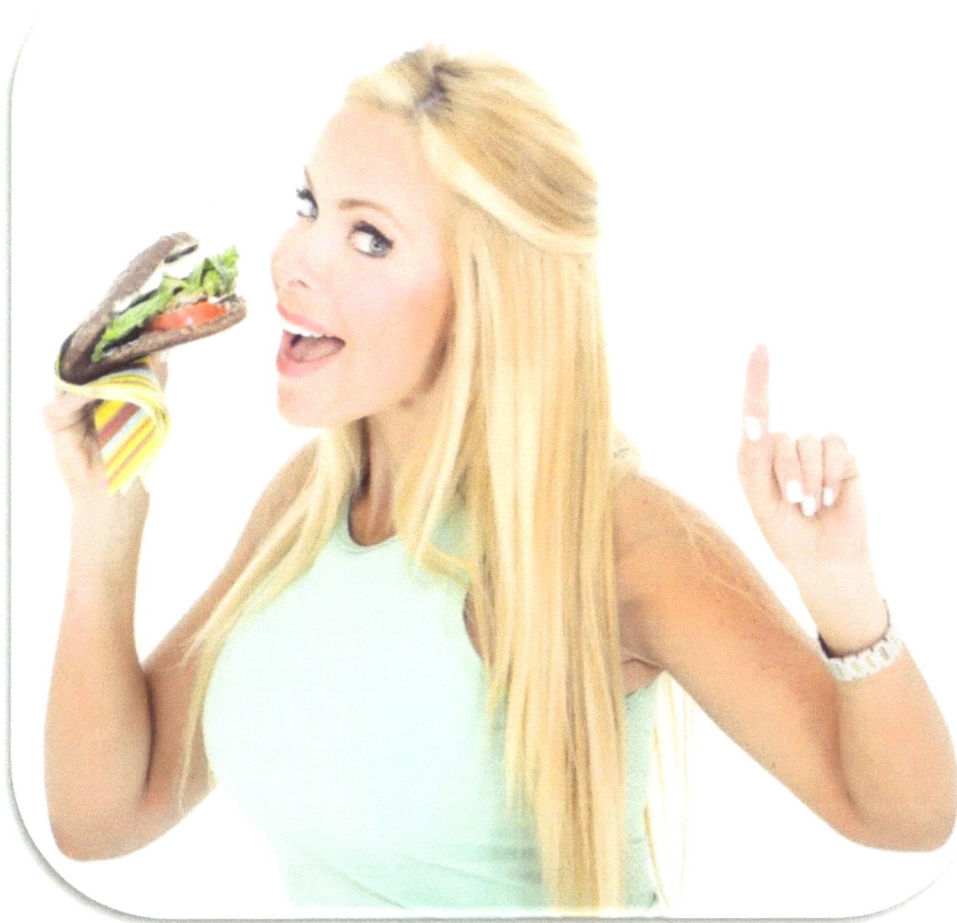

*Arepa Tipo Shia ligera para cena

Ingredientes

- ❖ 3 claras de huevo
- ❖ 4 cucharadas de linaza molida.
- ❖ 1 cucharada de ajonjolí
- ❖ 1 cucharada de colágeno en polvo

Preparación

Trabajar la masa como la arepa tradicional y a la plancha. No lleva agua, ni aceite, y tampoco sal. La clara puede variar en cantidad, dependiendo de cada huevo y eso puede requerir un toque más de avena o linaza para su consistencia.

*Arepa Tipo Shia opciones para el relleno:

- ❖ Con perejil, lechugas, tomate, cebolla morada
- ❖ Atún en agua y lechuga.
- ❖ Queso blanco bajo en grasas sin sal y siempre verde con tomates.
- ❖ Aderezo con mostaza.

- **Un relleno delicioso y mi preferido:** champiñones frescos, naturales y rebanados muy finamente, solo agregar un toque de sal marina.

*Arepa Tipo Shia de dos

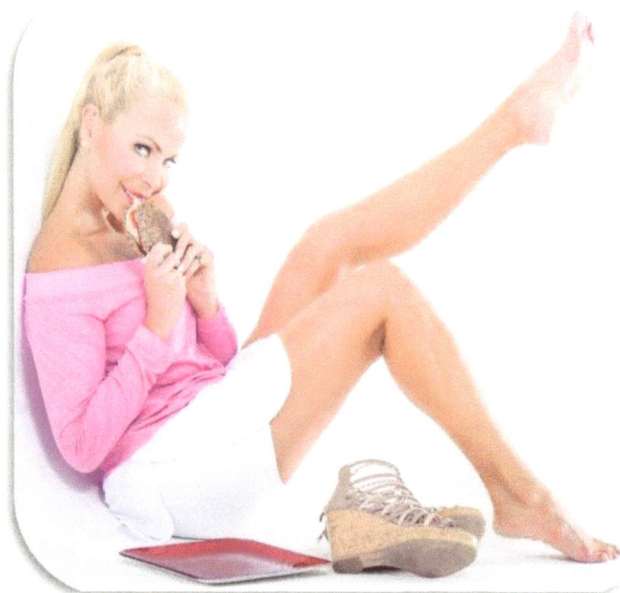

A mis Parejas Saludables les doy la cantidad de ingredientes para la arepa tipo Shia de dos y fitness sin caseína, sin lactosa, sin gluten, sin grasa.

Aceleradora del metabolismo Pura Proteína antioxidantes omega 3, 6, 9, fibra y mi súper alimento: linaza. Más benéfica de lo que se imaginan.

Soy Linaza Lovers.

La versión de hoy no lleva Avena apta para mis Celiacos de Venezuela y sin riesgo de contaminación cruzada.

Ingredientes:

- ❖ 1/2 taza de Claras de huevo
- ❖ 2 cucharadas de agua
- ❖ 2 cucharadas de Whey Protein (de Ni Una Dieta Más de Chocolate)
- ❖ 5 cucharadas de linaza molida
- ❖ 1 cucharada de colágeno
- ❖ 1 cucharada de semillas Chía.

Preparación:

Mezcla todo como la tradicional arepa y haz tu bolita, forma tu arepa y a la plancha.

Todos los venezolanos desayunamos con arepas. Utiliza la mezcla para preparar arepas de proteína y rellénala con aguacate (en vez de mantequilla) y alguna carne sin grasa de res, pollo, pavo o cochino. También puede ser Atún en agua.

Arepa Tipo Shia Propiedades de sus ingredientes

Avena

- ❖ Ayuda a fortalecer huesos y dientes.
- ❖ Contiene una alta cantidad de fibra, que favorece la digestión.
- ❖ Prácticamente no contiene grasa.
- ❖ Gran aporte de proteínas.

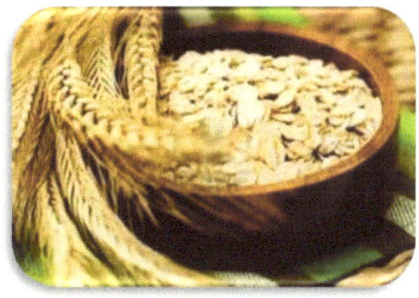

Linaza

- ❖ Ayuda a tratar el estreñimiento crónico u ocasional.
- ❖ Controla y previene los niveles elevados de colesterol LDL y problemas en la presión arterial.
- ❖ Evita la diverticulitis, la gastritis, las hemorroides, los desequilibrios hormonales, el colon irritable, entre otros.

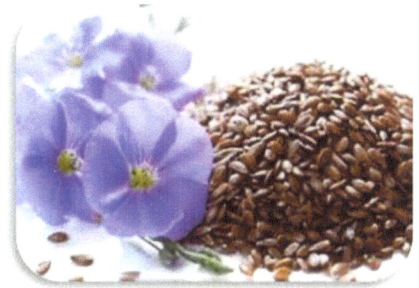

Quínoa

- ❖ Es una excelente fuente de proteínas.
- ❖ Aporta magnesio, para problemas de huesos.
- ❖ Aporta saciedad y disminuye el colesterol.
- ❖ Adecuada en dietas de adelgazamiento, para la hipertensión y prevención de enfermedades vasculares.
- ❖ Efectivo contra la gastritis y dolores abdominales.
- ❖ Fuente de Omega 3, para el corazón, insomnio y estrés.

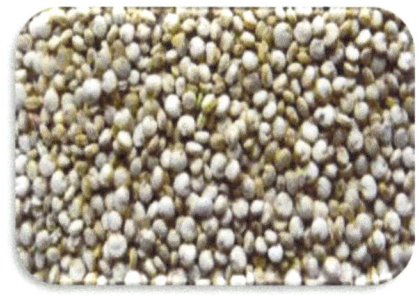

Afrecho

- ❖ Alto contenido de fibra.
- ❖ Regula naturalmente el tránsito intestinal lento.
- ❖ Protege contra el cáncer de colon.
- ❖ Eficaz contra la diabetes.

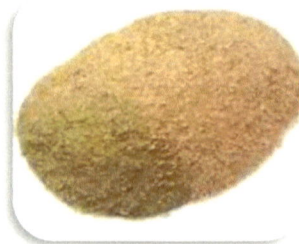

Colágeno:

- ❖ Ayuda a combatir las afecciones causadas por la artritis y la gota.
- ❖ Ayuda a bajar de peso.
- ❖ Mejora la firmeza de la piel.

Harina de Almendras

- ❖ Es libre de gluten y caseína.
- ❖ Protege contra la diabetes.
- ❖ Protege el corazón.
- ❖ Mejora el funcionamiento del intestino.
- ❖ Reduce el nivel de colesterol.

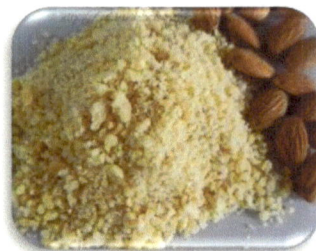

Semillas de Chía

- ❖ Es el vegetal con más alto contenido en Omega-3.
- ❖ Aporta todos los aminoácidos esenciales.
- ❖ Tiene un efecto saciante

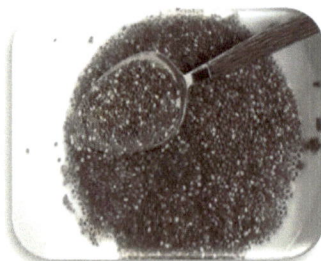

Ajonjolí

- ❖ Contiene ácidos grasos esenciales, como el Omega 3 y Omega 6.
- ❖ Tiene un alto nivel de calcio.
- ❖ Es un poderoso energizante.
- ❖ Contrarresta los problemas de insomnio.
- ❖ Contiene vitamina E, hierro, fósforo, magnesio y zinc.

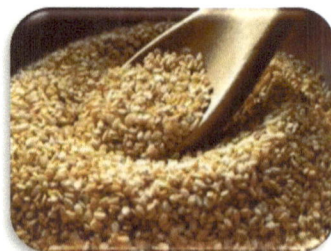

"Vive Sano. Vigilantes del Peso"

* Omellette o tortilla ligera

Le agregamos al desayuno un omellette o tortilla ligera (a base de claras de Huevo) con los ingredientes que quedan de la arepa, añadimos en lugar de Pavo una lata pequeña de atún en agua o salmón ahumado muy rico y nutritivo.

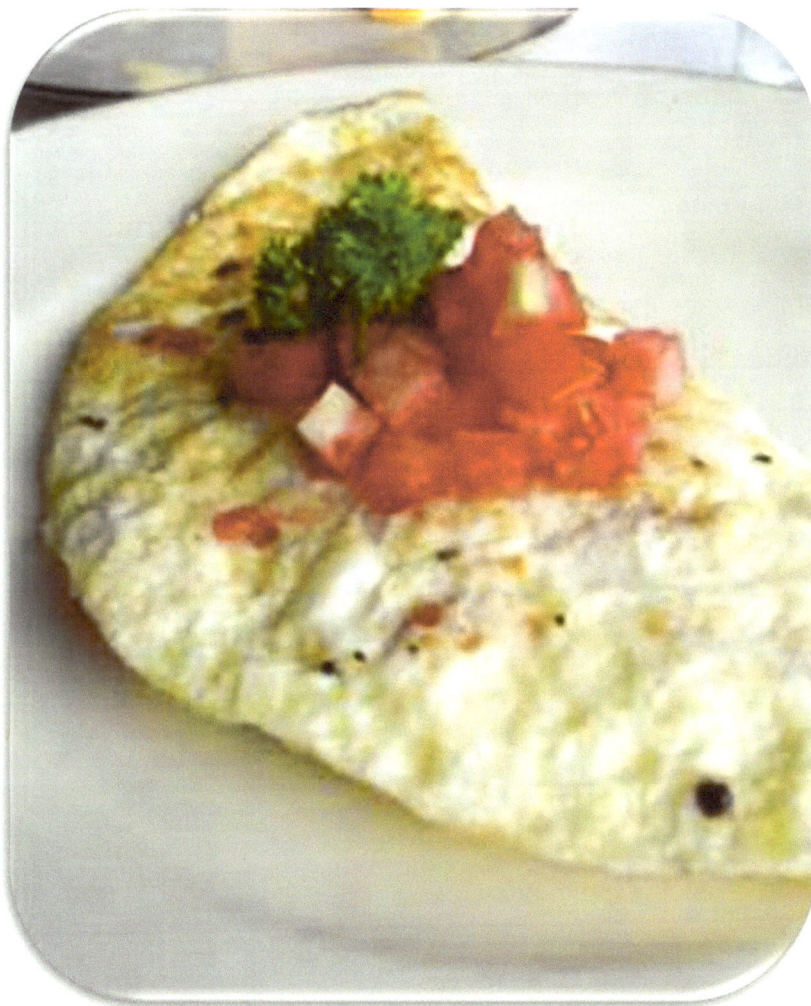

*Desayunos sencillos, rápidos y saludables:

1-. Sándwich de huevo preparado con la clara revuelta, en pan de trigo acompañado de una loncha de pavo o jamón y 1 loncha de queso bajo en grasa.

2-. Yogurt descremado natural perfecto es un desayuno sencillo, rápido y perfecto. Preparamos un yogurt con 2 cucharadas de nueces y medio vaso de la fruta preferida "un solo tipo"

3-. Desayunar un burrito. Preparamos un revuelto con 3 o 4 claras de huevo y queso bajo en grasa. Añadimos la salsa y lo envolvemos en la tortita de trigo de los burritos, integral. (El revuelto de claras es un plato dietético con solo 105 calorías)

4-. Manzana con queso. Desayunar una manzana y unos trozos de queso bajo en grasa es perfecto, fácil e ideal para perder peso y rápido en esta vida sin tiempo.

Bertoni Box

Podríamos resumir exponiendo las conclusiones de expertos en la materia que explican que, lo ideal es desayunar fibra y proteínas magras para darle al cuerpo proteínas e hidratos de carbono que a lo largo del día quemarán calorías. Yo lo pongo en práctica cada Mañana.

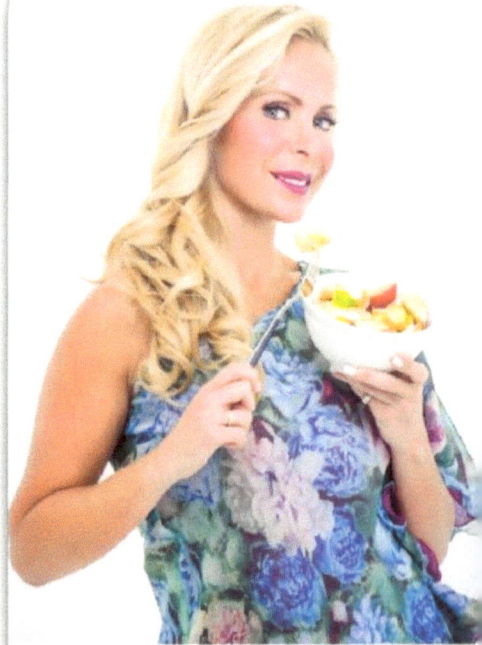

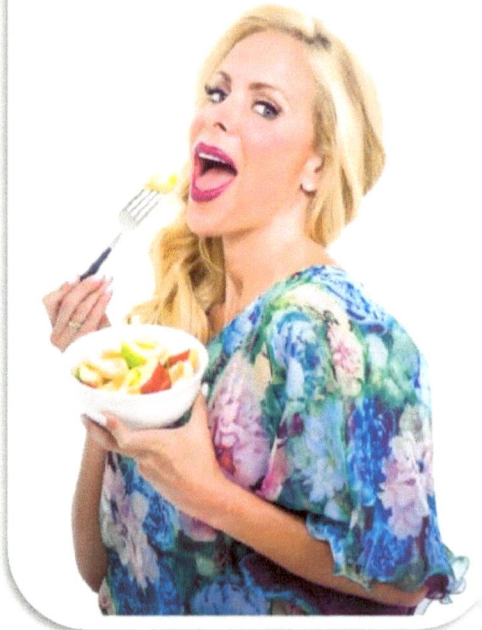

Meriendas:

"Es fundamental que aprendamos a cuidarnos, no sólo a cuidarnos sino también prevenir"

Ceviche de pescado:

Tipo Shia Ceviche de pescado blanco fresco en cubos marinado al limón, ají rocoto, y cilantro.

Mini quiches de calabacín

Los mini quiches de calabacín lo pueden comer las personas celíacas, ya que no llevan la base de masa que es lo que contiene el gluten. Y es perfecto para cenar o para llevar listo al trabajo sin excusas. Haz como yo cocina los fines de semana.

Son muy fáciles de hacer y están muy buenos. Además, hay que aprovechar ahora que es temporada de calabacines y demás verdura de verano.

Ingredientes para 4 personas

- ❖ 3 Calabacines medianos
- ❖ 1 cebolla grande
- ❖ 4 dientes de ajo
- ❖ 4 ramitas de almoradux (mejorana)
- ❖ 1 lata de atún en aceite de oliva virgen extra de 200 g.
- ❖ 3 huevos
- ❖ 150 ml de leche
- ❖ 50 ml de aceite de oliva Sal y pimienta al gusto
- ❖ Queso rallado bajo en sal blanco (recuerda rico y saludable pero bajo en exceso de calorías y grasas).

Preparación:

Pelamos la cebolla, la limpiamos con agua y la partimos en trozos pequeñitos. Limpiamos los calabacines y los troceamos en porciones pequeñas.

Pelamos los ajos y los picamos muy pequeño. Limpiamos el almoradux y lo picamos.

Ponemos el aceite en una sartén y rehogamos un poco la cebolla y el ajo. Añadimos el calabacín, seguimos rehogando hasta que esté todo blandito. Agregamos el atún, la sal, la pimienta y el almoradux.

En un cuenco grande batimos los huevos y vertemos el preparado de calabacín. Añadimos la leche (Descremada o mejor de almendras) y mezclamos bien.

Repartimos el preparado en las cuatro mini bandejas. Esparcimos el queso rallado por encima y llevamos al horno precalentado a 180 °C hasta que estén doradas.

Sugerencia: Se puede cambiar el calabacín por berenjena.

Galletas tipo Shia

Esta receta es para 20 galletas de 5cm de diámetro

Ingredientes:

- ❖ 100 grs (3/4 de taza) de mantequilla de calorías reducidas 1/4 taza de Stevia
- ❖ 1 cucharada de Fructosa
- ❖ 1 cucharadita de jugo de limón
- ❖ 1 cucharada de semilla de chía
- ❖ 1 cucharada de linaza molida 1 huevo
- ❖ 1 cucharada de Harina de arroz o cualquiera sin gluten de bajo índice glicémico
- ❖ 2 gotas de extracto de vainilla
- ❖ 3/4 de taza de merengada de proteína vainilla o sin sabor. La cantidad puede variar de acuerdo a la proteína que utilice, algunas espesan a masa y se puede manipular con menos o con más cantidad.

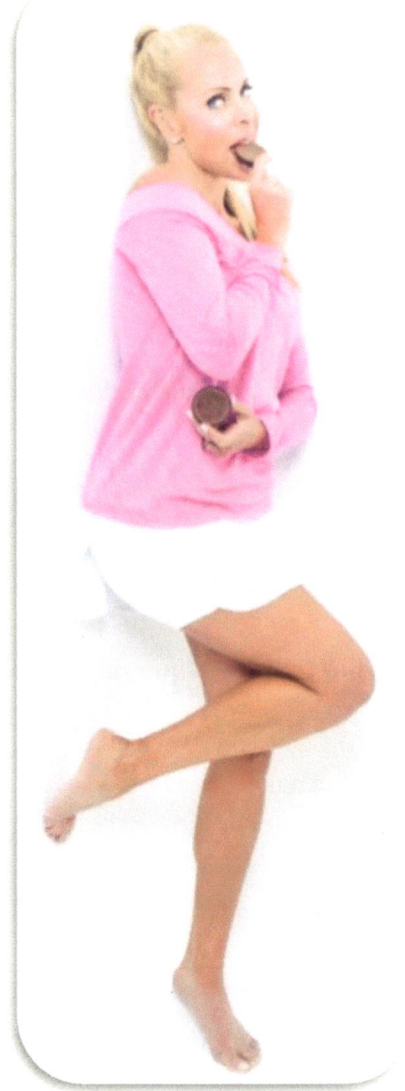

reparación:

re calentar el horno a 150C-300F.

reparar con papel parafinado una bandeja para las galletas

atir a baja velocidad la margarina y el endulzante hasta que forme una crema, luego agregar el uevo, el limón y el extracto y seguir batiendo hasta que este homogéneo, luego incorporar poco a oco los ingredientes secos hasta que se forme una pasta que pueda manejar con una cucharilla o con s manos. Hacer bolitas de aproximadamente 2 cm de diámetro y luego aplastar y colocar en la andeja. Llevar la bandeja al horno por 10 min. Retirar y dejar enfriar.

A disfrutar!

"La importancia de comer sano y saludable, es que sin alimentación no hay vida y sin una buena nutrición no hay salud" – S.B

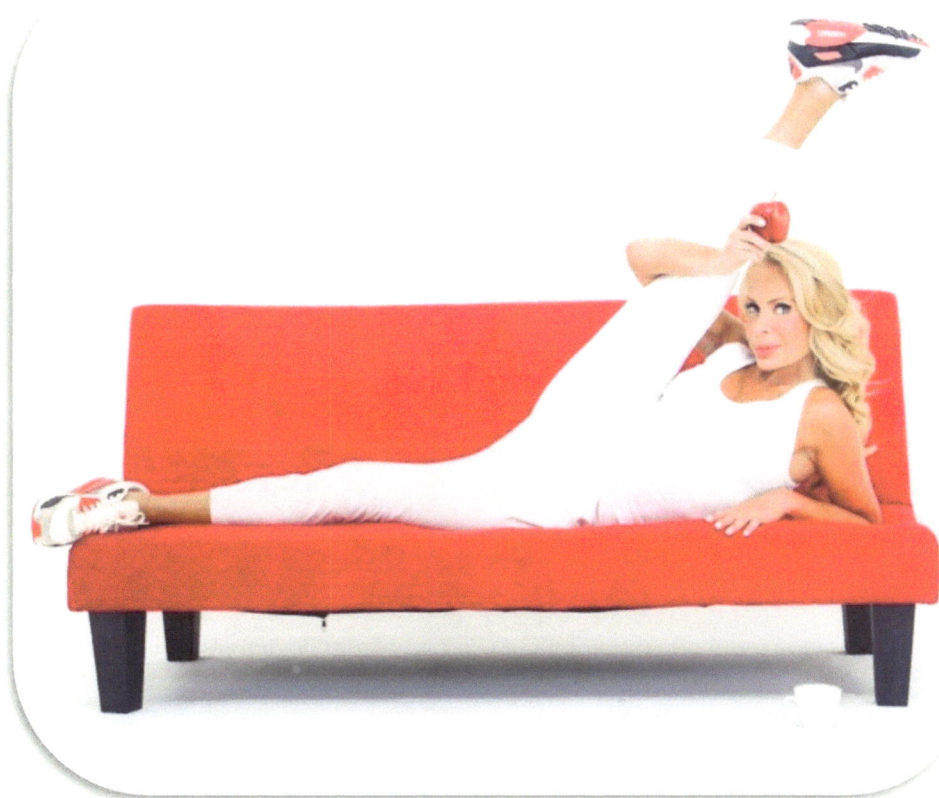

*Smoothie verde Shia style

- ❖ 3 hojas frescas de Espinaca
- ❖ 1 hojita de hierbabuena
- ❖ 1 hojita de menta
- ❖ 1/4 de taza de pina picada El jugo de medio limón
- ❖ 250ml de agua de conchas de pina
- ❖ 1 cdta de semilla Chía
- ❖ 1 cdta de linaza molida
- ❖ 1 medida de proteína
- ❖ Stevia, fructosa o xilitol si lo desea

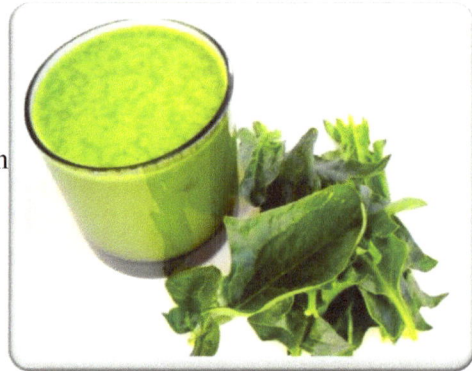

Licuar a máxima velocidad por 5 min o por 2min en un procesador de jugo especializado.

*Smoothie Shia chic

- ❖ 1/4 de taza de fresas naturales congeladas
- ❖ 1/4 de taza de mora naturales congeladas
- ❖ Medio cambur/banana
- ❖ Una medida de proteína
- ❖ 1cucharadita de semillas chía
- ❖ 1 cdta de linaza molida
- ❖ 250 ml de leche fresca de almendras
- ❖ Stevia, fructosa o xilitol opcional

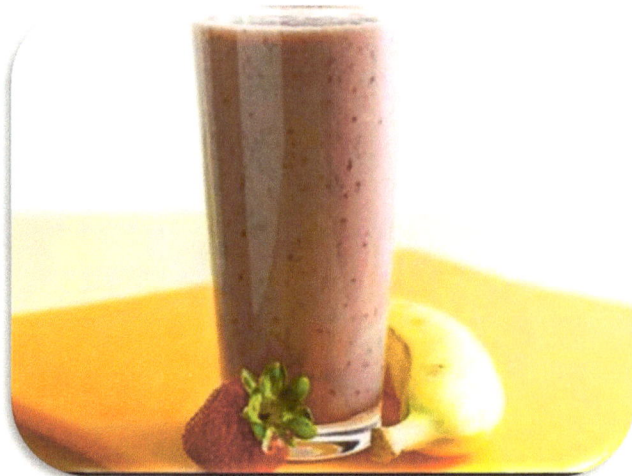

Licuar a máxima velocidad por 5 min o por 2min en un procesador de jugo especializado.

También puedes hacerlo más espesito, lo congelas y sirve de merienda refrescante, tipo helado

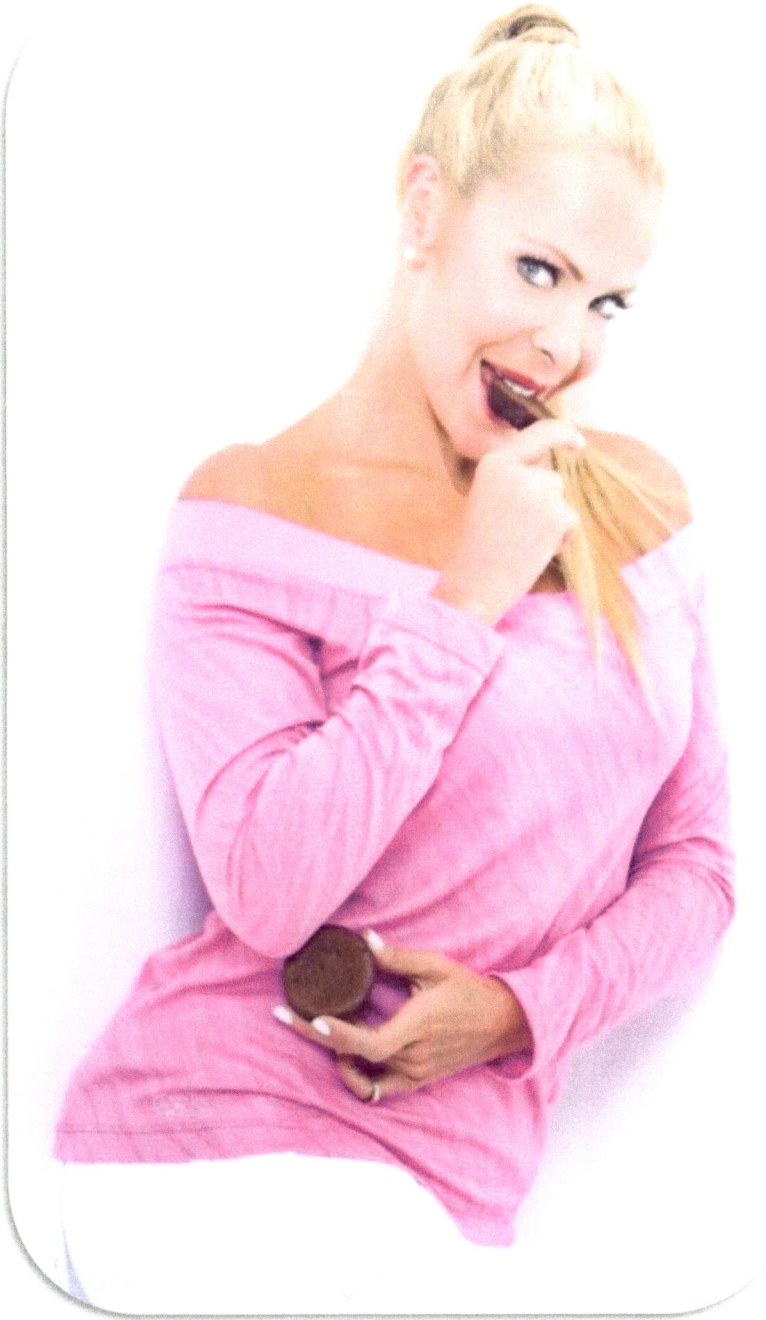

*CapuShia (6 ponquecitos de 150 grs c/u)

Ingredientes:

- ❖ 2 cucharadas de mantequilla de calorías reducidas (30 grs)
- ❖ 1/4 de taza (28 grs) de proteína de huevo
- ❖ 16 grs de edulcorante (el de su elección)
- ❖ 1 cucharada de fructosa
- ❖ 1 cucharada de canela
- ❖ 1 cucharada de semillas Chía
- ❖ 2 cucharadas de café negro (muy negro) recién hecho
- ❖ 1 cucharadita de extracto de vainilla
- ❖ 1 cucharada de Harina de arroz o cualquiera sin gluten de bajo índice glicémico
- ❖ 1 cucharadita de bicarbonato de sodio

Preparación:

Precalentar el horno a 150C o 300 F.

Prepara un molde para cupcakes (ponquecitos) si es antiadherente o de silicón no necesita engrasar ni enharinar. Batir a baja velocidad la mantequilla, el edulcorante, la canela, la vainilla y la proteína hasta formar una crema, luego incorporar el café, la canela, las semillas, la harina y el bicarbonato de sodio hasta que la mezcla quede homogénea.

Distribuir en el molde de cupcakes y llevar al horno por aprox 30-35 min o hasta introducir un palito y que salga seco.

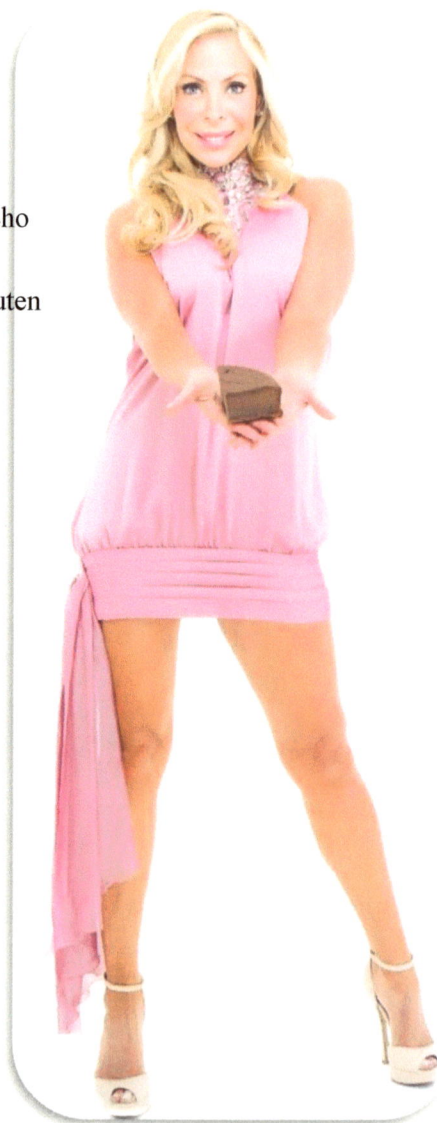

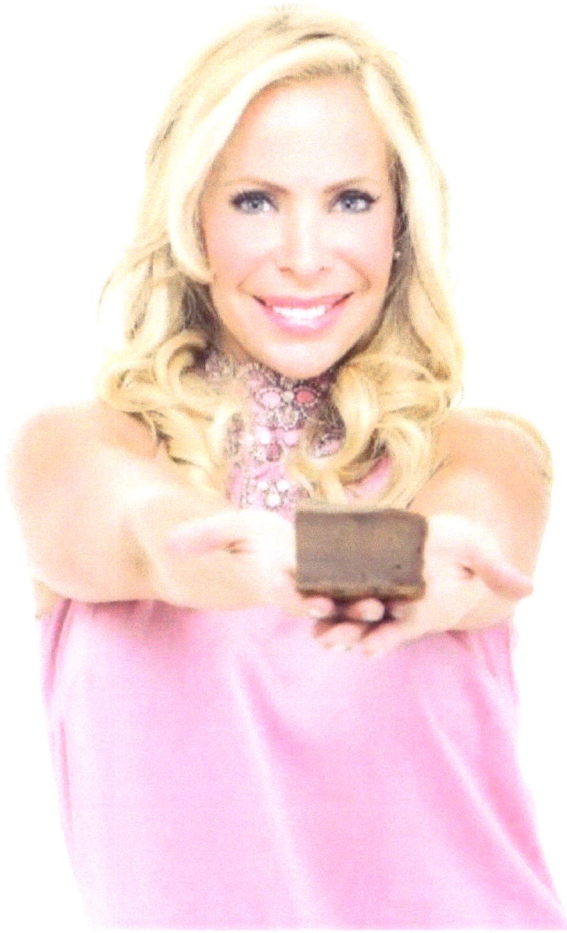

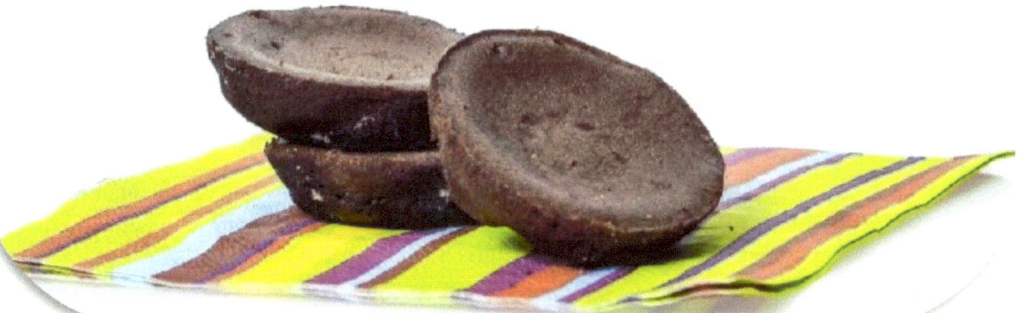

*ENERSHIA

Ponquecito de chía, yogurt y harina de almendras

Ingredientes:

- ❖ 3 limones (el jugo/ zumo)
- ❖ 2 huevos (dos claras y una amarilla)
- ❖ 1 cucharada de semillas de chía
- ❖ 1/4 de taza de Stevia
- ❖ 1 pote de yogurt (individual)
- ❖ 1/4 de taza de harina de almendras
- ❖ 2 cucharadas de colágeno en polvo o gelatina sin sabor
- ❖ 2 cucharadas de margarina ligera

Preparación:

Precalentar el horno de 150 a 300 grados centígrados
Engrasar el molde.
En un envase mezclar la margarina, la yema con la proteína, el yogurt, el colágeno y la Stevia hasta que esté cremoso. Luego incorporar las claras de huevo, el limón y la harina de almendras, hasta que esté homogéneo. Incorporar las semillas de chía. Llevar al molde y luego al horno por 25-30 minutos (o hasta que el palillo salga limpio)

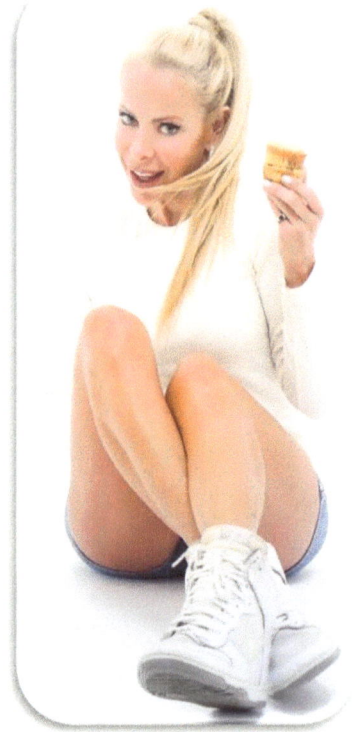

*Mousse Ligero de Atún

Ingredientes:

- ❖ 5 huevos distribuidos en 4 claras
- ❖ 1 huevo completo.
- ❖ 1Cebolla grande picada en trozos
- ❖ 4 Ají dulce
- ❖ 1/2 taza de Cebollín picadito
- ❖ 1/2 taza de Ajo porro picadito.
- ❖ 1 cucharada de aceite de oliva para el guiso sin excesos de grasa.
- ❖ 3 cucharadas de Mostaza.
- ❖ 1 cucharadita de Pimienta al gusto
- ❖ 2 cucharadas de Salsa inglesa ligera.
- ❖ 1/4 de taza de Ajo picado bien pequeño.
- ❖ 2 latas de atún en agua. Opcional usar 1 cucharada de linaza para la mezcla al licuar.

Preparación

Precalentar el horno a 150 C - 300 F.

Se sofríen con la cucharada de aceite de oliva el ajo, la cebolla, el cebollín, el ajo porro, el ají dulce. Una vez que estén cristalizadas (transparentes las cebollas) llevar a la licuadora, agregar los huevos, el atún, la mostaza, la salsa inglesa, la pimienta, la mostaza y licuar hasta que la mezcla este homogénea. Engrasar un molde con spray de cocina y enharinar con la linaza molida, vaciar el contenido de la licuadora en el molde y llevar al baño de María 35min

        Puedes hacer el baño de María al horno y queda mejor.

*SHIAMPI

Muffins De Jamón Plumrose, Ricotta y Champiñón

Ingredientes:

- ❖ 125 grs de Ricotta de Cabra sin sal
- ❖ 1 cucharada de margarina ligera
- ❖ 1 pizca de sal
- ❖ 1/4 de taza de leche de almendra
- ❖ 3/4 de taza de champiñones picaditos 1/4 de taza de cebolla picadita
- ❖ 1/4 de taza de ajo porro
- ❖ 1/2 taza de jamón Plumrose
- ❖ 1 cucharadita de pimienta de limón (se consigue en donde venden especies, de lo contrario usa pimienta regular al gusto)
- ❖ 3 claras de huevos y dos amarillas
- ❖ 1 cucharadita de bicarbonato de sodio
- ❖ 1/4 de taza de harina de arroz

Preparación:

Precaliente el horno a 150-300 grados centígrados
Engrase el molde
En un envase aparte, bate las claras a punto de nieve

y déjelo para incorporarlo más adelante en la preparación En una sartén con unas gotas de aceite de oliva, sofría la cebolla, el jamón, el ajo porro y el champiñón hasta que cristalice la cebolla. Deje reposar.

En un envase, bate a punto de crema la ricota, la margarina, los amarillos, la pizca de sal y la pimienta de limón. Luego incorpore intercalando las claras a punto de nieve, las harinas, bicarbonato y la leche de almendras hasta que esté homogéneo.

Incorpore a la mezcla el sofrito. Distribuya en lo moldes y lleve al horno por espacio de 25-30 minutos o hasta que el palillo salga seco.

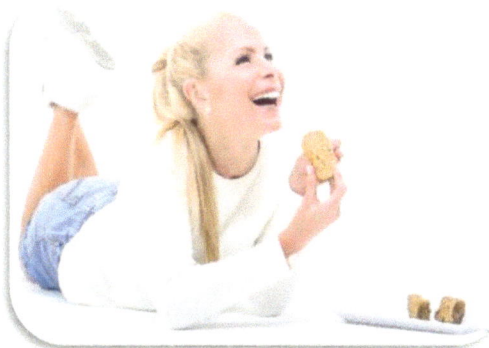

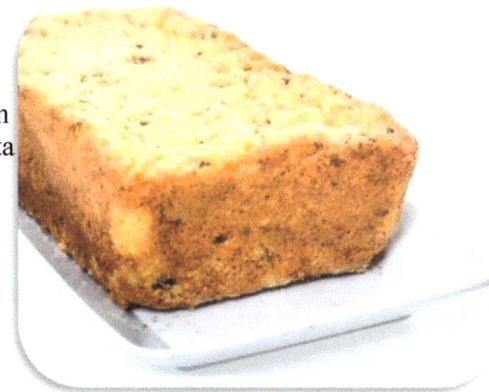

Barritas de granola caseras (sin prender el horno, sin gluten y fáciles)

Calificación: 5

Porción: 8-10 barritas

Ingredientes

- ❖ 60 gr mantequilla sin sal, en cuadros
- ❖ 2 cucharadas azúcar mascabado
- ❖ 2 cucharadas miel de agave
- ❖ 2 cucharadas miel de abeja
- ❖ 2 cucharadas crema de cacahuate
- ❖ 1 taza cereal de arroz inflado
- ❖ 2 tazas de avena de cocción rápida (quick cooking oats)
- ❖ Chispas de chocolate semi-amargo, al gusto.

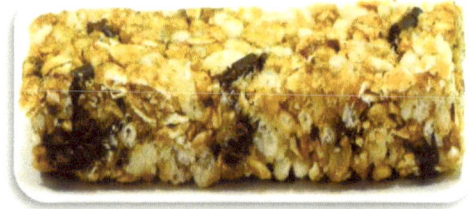

Preparación

Mezclar en un bol la avena de cocción rápida y el cereal de arroz inflado. MUY IMPORTANTE usar avena de cocción rápida si no las barritas se van a desmoronar. Si no tienes en tu casa de esta avena puedes colocar la avena en la procesadora de alimentos y pulsar hasta que tenga la textura de la avena de cocción rápida. Si eres intolerante usa avena certificado sin gluten como yo lo hice depende de cada persona.

En una ollita mezclar la mantequilla, azúcar mascabado, miel de abeja, miel de agave (que lo pueden sustituir por miel de maple) y crema de cacahuate. Mezclar bien y dejar cocinar a fuego medio hasta que empiece a hervir y burbujear fuerte, debe de estar toda la mezcla cubierta de burbujas grandes. Cuando llegue a ese punto bajar el fuego y dejar cocinar unos 3 minutos. Apagar el fuego y vaciar con cuidado sobre la avena y el arroz inflado. Mezclar bien hasta que todo esté bien cubierto. Vaciar en una bandeja para hornear o molde ligeramente engrasado.

Puedes escoger el grosor o tamaño de tus barritas, yo las deje de unos 2 cm. Aplasta muy bien con las manos para que todo quede bien compacto del tamaño que tu elijas, con cuidado de no quemarte. Es importantísimo este paso porque es lo que va a hacer que se compacten, si no vas a terminar con granola en vez de barritas.

Una vez que está bien compacto agregar chispas de chocolate al gusto y aplastar un poco con las manos. Dejar enfriar unas 2 ½ horas a temperatura ambiente.

Pasado el tiempo cortar con un cuchillo filoso y guardar en un recipiente con tapa, en una panera. Así duran 7 días, si las guardas en el refrigerador duran unas 2 semanas.

Notas:

1. Usar avena de cocción rápida, por ejemplo, la de 3 minutos (quick cooking oats).

2. Si no tienes de esa avena, coloca la avena regular en la procesadora de alimentos y pulsa hasta que tenga la textura de la avena de cocción rápida.

3. Tienes que aplastar muy bien las barritas. Es muy importante para que las barritas se compacten y se formen.

4. No agregues muchos extras como chispas de chocolate y frutos porque pueden hacer que las barras se desmoronen y no se peguen bien. Es por eso que las chispas de chocolate van arriba.

5. Puedes doblar sin problema la receta para hacer 16-20 barras al mismo tiempo.

6. No hagas las barras de granola muy delgadas porque se van a desbaratar cuando las trates de levantar, yo las hago de unos 2 cm de ancho aproximado.

7. SIN GLUTEN - Para una versión sin gluten usa avena certificada sin gluten como la Bob's Red Mill.

*Pudín de Acelga

Ingredientes 4 porciones

- ❖ 1 Kg. de acelgas
- ❖ 6 huevos
- ❖ 1//2 litro de leche de coco
- ❖ Margarina Light para engrasar el molde
- ❖ Sal fina
- ❖ 1 cda de gelatina sin sabor

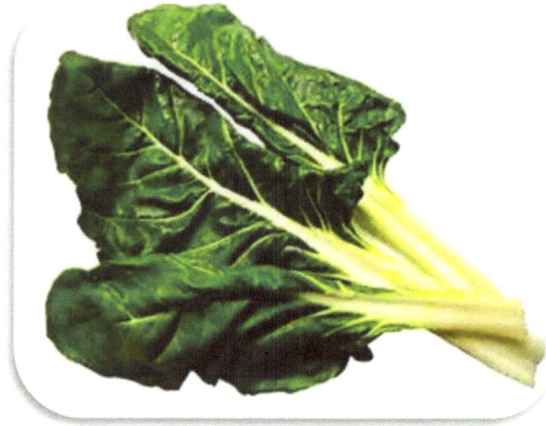

Preparación

Limpie las hebras de la acelga y separe las hojas de las pencas. Cocine por separado ya que tienen diferentes tiempos de cocción. Sumerja las pencas en agua hirviendo por 20 a 30 minutos. Una vez cocidas, colóquelas en agua fría para cortar la cocción. Déjelo en un recipiente luego lo usara.

Para cocinar las hojas déjelas lo más enteras posible, pero trate de quitar las hebras y las partes más feas. Sumérjalas en agua hirviendo por 1 minuto y refrésquelas en agua fría para cortar la cocción y no perder su color característico. Escúrralas.

Engrase los moldes con la margarina Light y fórrelos con las hojas de acelga lo más secas posibles ya que si están muy húmedas se romperán fácilmente. Rellene el molde con las pencas. En un bowl, mezcle los huevos con la leche de coco y bata bien, luego sazone y rellene los moldes con esta mezcla. Si las hojas de acelga sobresalieran por los bordes del molde, dóblelas hacia adentro.

Coloque los moldes a baño María, en una placa para horno a 180°C. La cocción debe ser a fuego bajo y sin que el agua llegue a hervir. Una vez desmoldados se pueden servir fríos o calientes y acompañar con una deliciosa salsa.

*Croquetas de Berenjena, Chayota y Quinoa

Ingredientes:

Para la base:

- ❖ 100g de Quínoa
- ❖ 1/2 Taza de Caldo de verduras
- ❖ 3 Chayotas
- ❖ 1 berenjena pelada
- ❖ 1 cdta de aceite de oliva virgen extra
- ❖ 2cds de soya Sal
- ❖ Pimienta al gusto

Preparación

Para las croquetas: 1 taza de Linaza
Molida y una clara de huevo.

Preparar la Quínoa como el arroz (se agrega después de la berenjena), una vez listo saltearlo con el aceite de oliva la chayota picada muy fina con un poco de sal. Cuando sude, agregar la berenjena pelada, en trozos pequeños. Dorar unos minutos e incorporar la quínoa, dejar un par de minutos. Incorporar una o dos cucharadas de soya según el color más o menos intenso que deseé y el caldo vegetal. Cocer tapado, removiendo de vez en cuando, durante unos 20 minutos. Es conveniente que quede un poco pastoso para facilitar la elaboración de las croquetas.

Enfriar la preparación, y modelar unas croquetas. Pasarlas por la Linaza Molida, y el huevo y si les gusta un rebozado más grueso y consistente, pueden pasarlas de nuevo por huevo y la linaza molida.

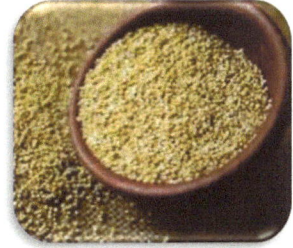

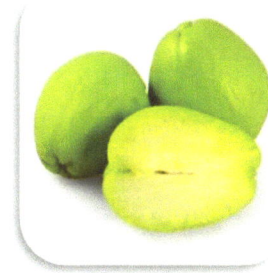

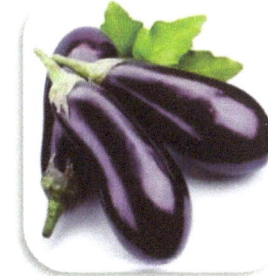

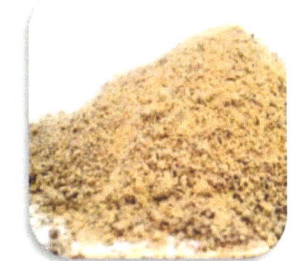

"No hay mejor medicina que un estilo de vida saludable"

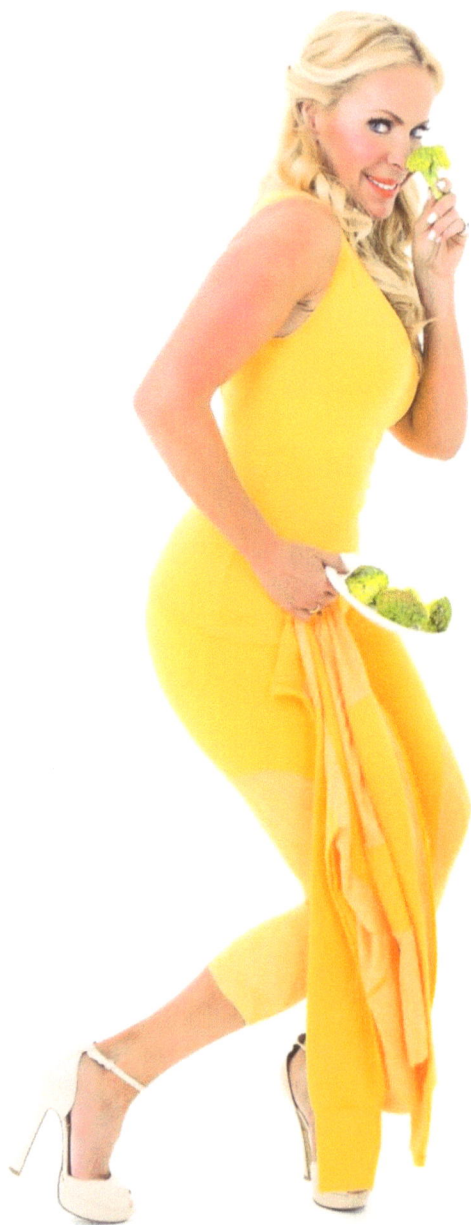

Eres lo que comes (cenas)

"No hay mejor medicina que un estilo de vida saludable" -S.B

Cenar liviano no ha de confundirse con comer poco, quedarse con hambre o alimentarse solo a base de ensaladas o frutas. Cenar liviano puede ser la fórmula idónea para compensar los excesos alimentarios del día, equilibrar el resto de la alimentación, no forzar la capacidad digestiva y dormir bien, sin sobresaltos por la acidez, el dolor abdominal, la hinchazón o los gases.

Hoy el optimismo y el sentido del humor vienen con mi hijo, ha sido la luz de mi vida, mi madurez. Me lo digo con humor, "La única forma de superar un problema es resolviéndolo", hay que mirarlo de frente y dedicarse a solucionarlo, es la única manera de dejarlo atrás.

*Sopa de pescado con tomate picante, de entrada. Seguido de una ensalada de espinacas, champiñones, cebolla, tomate y vainitas bebe. **Plato principal:** Ossobuco di agnello brasato al horno con Fettuccini pero **Tipo Shia** "Ossobuco de cordero al horno con lechugas mixtas" Mmmm! jejejeje.

*Tártara de Salmón, Fina combinación de Salmón ahumado fresco con perejil, cebolla, alcaparra y aceite de oliva. De plato principal Mahi-Mahi a la parrilla con tierna cebolla caramelizada. Y Filete de Salmón con aceite de oliva, perejil y almendra tostada.

> **Bertoni Box**
>
> *¿El mejor postre? Para mí, la fruta fresca, asada o en compota (es más digestiva) y el yogur desnatado (Sin azúcar).*

*Éstas son las cenas ligeras que te propongo:

- Ensalada caprese de tomate y mozzarella fresca, revuelto (de Claras) con atún y gambas. Acompañar con un trocito de pan, mejor integral.

- Crema de calabacín y salmón a la plancha con limón. Acompañar con una ensalada de lechugas.

- Parrillada de verduras, merluza a la plancha con hierbas.

- Sorbete de fruta de temporada sin azúcar o Gelatina Ligera (Toda la que quieras).

- Gazpacho, merluza en papillote y yogurt desnatado de sabores

- Champiñones rehogados con jamón, tortilla francesa de queso desnatado y yogurt desnatado

- Ensalada verde con atún, un trozo de queso fresco (Blancos) con mermelada sin azúcar.

Cenar liviano no ha de confundirse con comer poco, quedarse con hambre o alimentarse solo a base de ensaladas o frutas. Cenar liviano puede ser la fórmula idónea para compensar los excesos alimentarios del día.

*¿Tienen en casa Lomo de Atún? Podemos hacer un Tuna Tataki casero, es muy fácil y sobre todo sano, cargado de proteína y sin remordimientos.

Tuna Tataki casero

Ingredientes:

- ❖ 200gr de Lomo de Atún
- ❖ 40gr de semillas de sésamo
- ❖ 40gr pimienta negra molida
- ❖ 50gr de wakame (Algas marinas)
- ❖ 30 mililitros de salsa de curry.

Preparación

El Atún se empaniza con las semillas de sésamo y la pimienta, luego sellar a la plancha todos los bordes.

La salsa curry se prepara con mayonesa casera y mostaza.

En la base del plato se vierte la salsa curry y encima los cortes de lomo atún y encima las algas ya sea como condimento, en comidas procesadas, enlatadas o en aderezos varios.

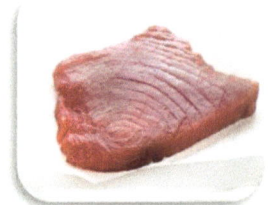

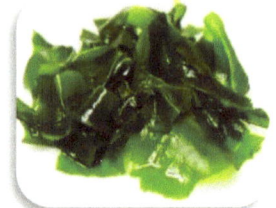

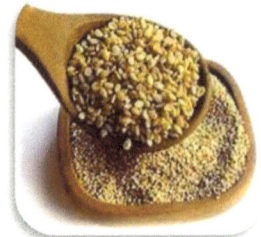

*Enrollado de Carne y Vegetales

Ingredientes 5 porciones

- ❖ 1kg de carne roja (puede ser una punta)
- ❖ 1 huevo
- ❖ 1/2 zanahoria
- ❖ 1/2 calabacín
- ❖ 1/2 pimentón rojo
- ❖ 3/4 taza de ricota
- ❖ 1 taza de cebollín
- ❖ 1 1/2 taza de arroz
- ❖ 1/2 taza de arvejas
- ❖ 2 dientes de ajo
- ❖ 750 cc desgrasado
- ❖ 2 cdas de perejil picado
- ❖ Mostaza,
- ❖ Orégano
- ❖ Tomillo
- ❖ Sal
- ❖ Pimienta
- ❖ Aceite

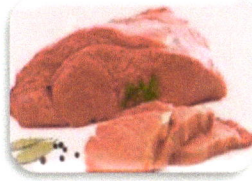

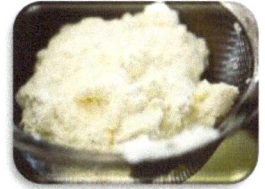

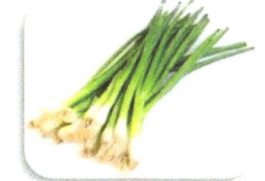

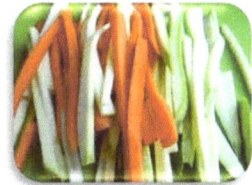

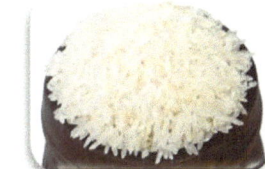

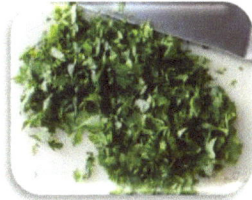

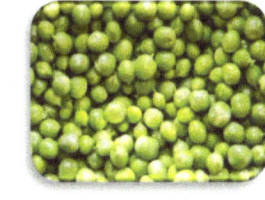

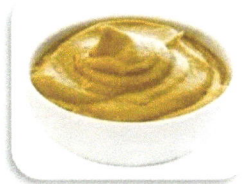

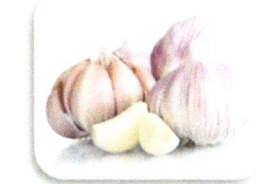

Preparación:

Limpia y sácale toda la grasa que puedas a la carne.

Corta en juliana el pimentón, luego la zanahoria y el calabacín también en juliana, blanquea la zanahoria.
Luego mezcla el huevo, el orégano, los vegetales, el queso ricote, condimentado con sal y pimienta. Abre la carne como manta y coloca los vegetales en ella, ciérralo y átalo con hilo en forma de cilindro.
Colócale mostaza por fuera y llévalo al horno moderado en un recipiente aceitado por unos 40 minutos. Mientras la carne se cuece, pica el ajo, lava y corta el cebollín, cocínalo hasta estar transparente y agrega el arroz, saltéalo y agrega todo el caldo, cuando le falten aproximadamente 4 a 5 minutos agrega las arvejas y condimenta con sal. Cuando sirvas el arroz agrégale el perejil picado.

Pan de pita con pollo y mostaza

Los panes de pita rellenos son una estupenda opción a la hora de preparar una cena rápida, sana y equilibrada. Se preparan en un abrir y cerrar de ojos y suponen una cena diferente y exótica.

Bertoni Box

Este plato, está cocinado con una base de Aves y caza y pertenece a los platos de la cocina Tradicional. Por regla general se consume, principalmente, durante Todo el año, y se suele servir a los comensales como Primer plato. La receta que hoy proponemos es saludable. Idónea para aquellos que quieran mantener una dieta.

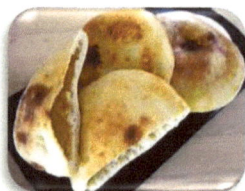 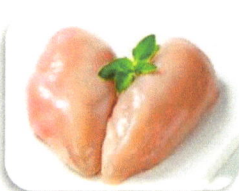 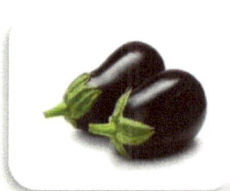

Ingredientes:

- ❖ 1/2 kg. Gr de pechuga de pollo
- ❖ 2 berenjenas pequeñas
- ❖ 2 calabacines pequeños
- ❖ 2 cebolletas
- ❖ 4 pimientos rojos
- ❖ Tomate en rama
- ❖ Aceite de oliva
- ❖ Pimienta negra
- ❖ Sal al gusto.

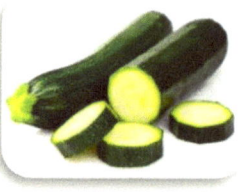 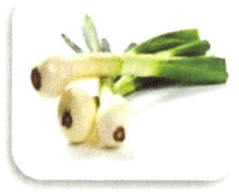 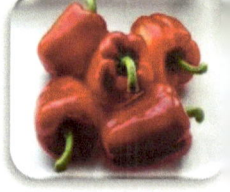

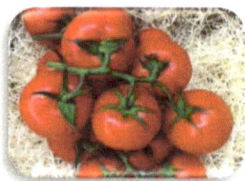 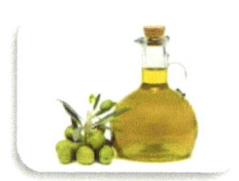 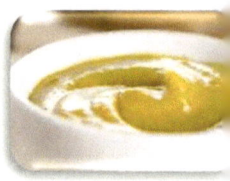

Preparación:

Hacemos primero las verduras: las lavamos y las colocamos en una bandeja para horno con un poco de aceite de oliva y sal. Precalentamos el horno a 180 grados y horneamos las verduras hasta que se vayan asando. Habrá que ir retirando las que se hagan antes. Mientras, elaboramos la pechuga de pavo: la salpimentamos al gusto y regamos con un poco de aceite de oliva. Envolvemos la pechuga en papel film y encima, con papel de aluminio. Hervimos las pechugas en una olla con agua tapada unos 15 minutos. Retiramos y dejamos enfriar.

Si quieres, puedes abrir la pechuga en libro rellenarla, por ejemplo, con jamón york y queso, y hervirla como en la receta. Estará más sabrosa.

Bertoni Box

Bertoni Box

La pechuga de pollo o pavo, el ingrediente fundamental de esta receta, aporta muy poca cantidad de grasa y es rica en proteínas de muy buena calidad. Por su parte, las verduras aportaran numerosas vitaminas, minerales y sustancias de acción antioxidante.

Bertoni Box

Datos nutricionales de la pechuga de pavo:

Calorías: 105 kcal. /100 gr.

Proteínas: 24 gr. / 100 gr.

Grasas: 1 gr. / 100 gr.

Mi lema: "Vuelve a los orígenes"

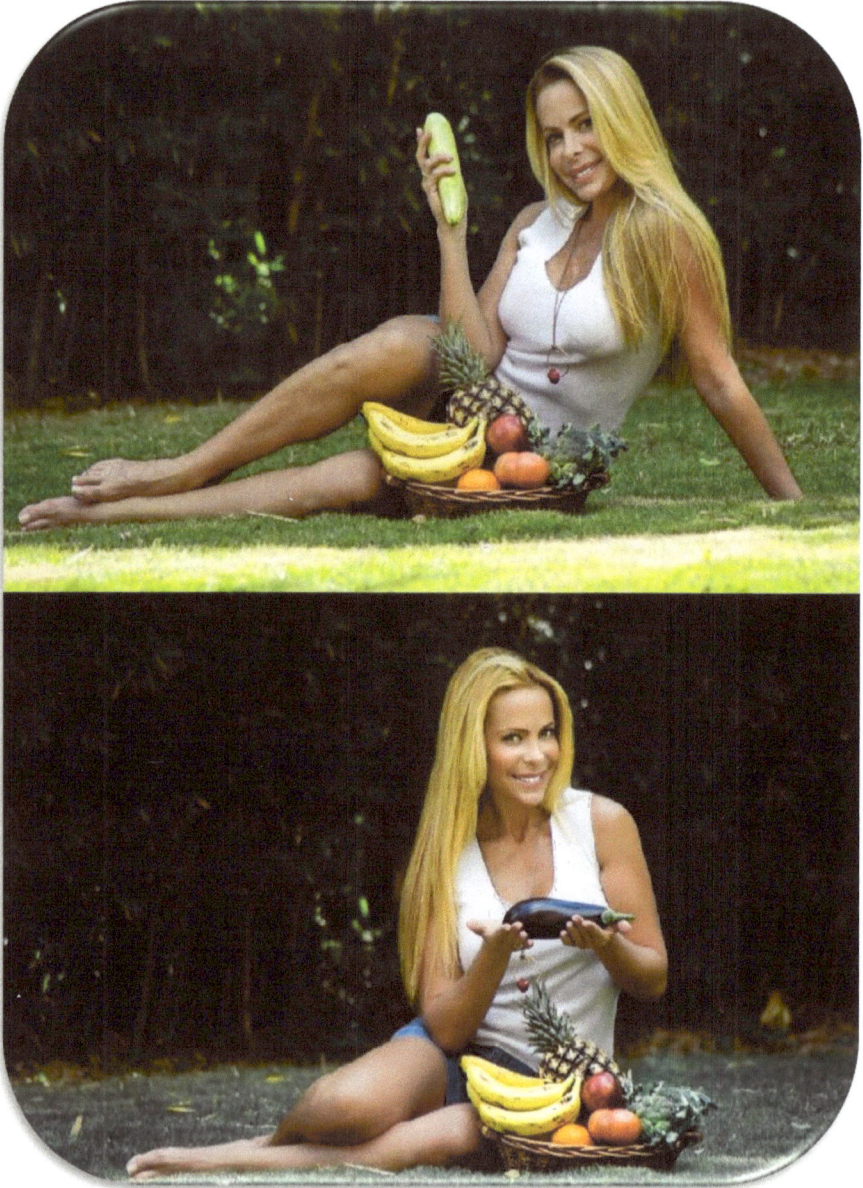

Cocina los alimentos al vapor, horno, plancha, papillote o hervidos. Asa las verduras en su jugo, hasta que estén blandas, para que suelten sus nutrientes, que aliviarán tus ganas de comer dulce. Pélalas para evitar la hinchazón. Aderézalas con una vinagreta sin sal y sustituye el vinagre por limón, mostaza de Dijon o yogur desnatado. El aceite de oliva restríngelo a dos cucharadas soperas al día. Ante todo, es necesario cuidar del alma si se quiere que la cabeza y el resto del cuerpo funcionen correctamente.

Para mí: Evita todo exceso de ingesta de calorías, así provengan de proteínas (Ej. carnes, al igual que la miel y el papelón, etc.

La cena, la última comida del día. Al llegar la noche abrimos al refri y nos preguntamos ¿qué cenaremos hoy?

Los expertos nos recomiendan repartir el aporte de nutrientes en tres comidas principales (desayuno, comida y cena) y dos colaciones o refrigerios a la media mañana y media tarde. Si dosificamos la comida podemos distribuir los nutrientes a lo largo del día para sentirnos constantemente satisfechas y llenas de energía. Las recomendaciones nos dicen que una cena debe representar una quinta parte del total de alimentos para un día. Pero en el mundo real muchas veces llegamos a la cena sin haber desayunado o comido bien, por lo que comemos mucho o desequilibradamente por la noche, o bien decidimos saltarnos la cena por miedo a subir de peso.

Cuando vamos a la cama, nuestro cuerpo pasará alrededor de 8 horas sin alimento. Es durante el sueño que nuestro cuerpo se repara a sí mismo, y aunque nosotros dormimos, nuestro organismo sigue.

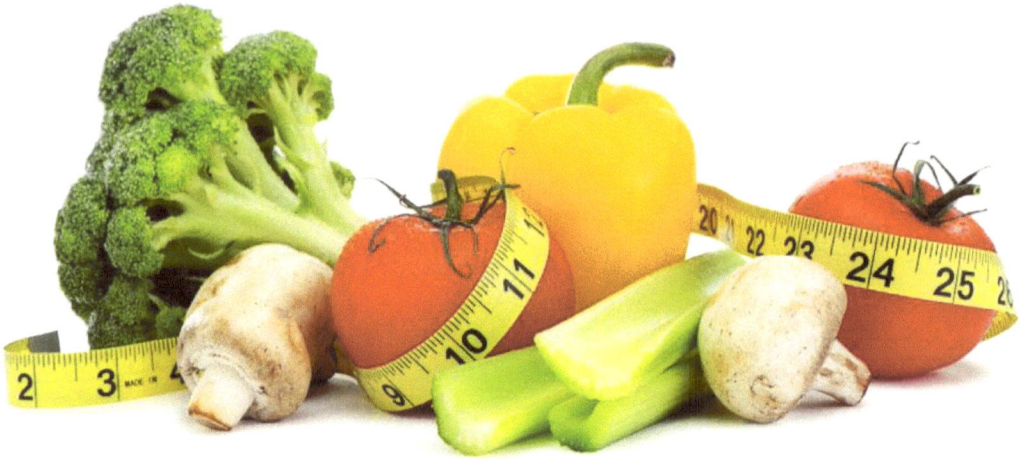

Alimentos aconsejados

Cenar nutritivamente es más fácil de lo que parece. Sólo hay que tener claro qué comer y planificarlo desde antes. Aunque a veces podemos recurrir a alimentos preparados o comprados, recordemos que no debe ser un hábito frecuente. Deben predominar las cenas planeadas.

Una cena adecuada incluirá alimentos de distintos grupos de alimentos:

Cereales integrales: que nos dan hidratos de carbono de absorción lenta que además nos darán vitaminas del complejo B. Pan integral, pasta integral, avena, galletas integrales, etc.

Verduras: Frescas o cocidas, a la plancha o brochetas. Altas todas en vitaminas, minerales, agua y fibra que nos darán sensación de saciedad.

Frutas: que nos aportan también vitaminas, minerales y fibra.

Lácteos: leche y yogurt descremados, así como quesos bajos en grasa. **Pescados o carnes magras (sin grasa):** pavo o pollo que nos dan proteínas de alta calidad que son fáciles de asimilar.

Grasas saludables: como el aceite de oliva, preferentemente virgen, o semillas como nuez y almendra por su contenido en minerales y omegas.

Una pregunta muy útil para hacernos al llegar a la cena es: **¿Comí suficiente verdura el día de hoy?** ¡Al decir suficiente nos referimos a más de 3 tazas de verdura al día! Si es que no las incluimos en los refrigerios o la comida, la cena es una maravillosa oportunidad de incluirlas – ese es mi aliado cada noche y ha sido mi herramienta más poderosa para seguir dentro los 50kilos al llegar a los 40 -, por lo que una cena con ensalada, ya sea fresca o de vegetales cocidos es una opción ideal. La base de nuestra cena puede ser entonces verdura, y se puede combinar con elementos de la lista de alimentos anterior, poniendo elementos de cada grupo. La presentación puede variar: ensaladas crudas, cocidas, sopas, brochetas al vapor, horneadas con hierbas.

Ejemplo: una colorida mezcla de hojas verdes claras y obscuras con jitomate, alfalfa, col morada con queso o atún enriquecida con frutos secos y un toque de aceite de oliva y acompañada de 4 galletas integrales.

Esta es una perfecta y saludable combinación de colores y sabores, muy apetecible y de alto valor nutritivo. Las ensaladas, si llevan lechuga te ayudarán a conciliar un buen sueño gracias a que contiene lactucina, un sedante natural y su alto aporte de fibra te ayudará a ir al baño fácilmente la mañana siguiente.

Para una opción dulce, lo ideal es incluir una taza de fruta picada con yogurt natural en lugar de postres dulces que sólo aportarán azúcares sin fibra, sin vitaminas y minerales.

Anímate a crear tus propias combinaciones de forma que las verduras sean el ingrediente principal, los cereales un pequeño acompañamiento y las carnes magras sean un toque de sabor y no el ingrediente principal.

Recuerda que la cena, junto con el desayuno, es un buen momento para incluir un vaso de leche o yogurt descremados y ayudar a nuestros huesos a mantenerse fuertes.

En estos tiempos, la cena es uno de los pocos momentos para disfrutar con tranquilidad nuestros alimentos en un entorno familiar y sin prisa. Es conveniente disfrutar calmadamente y masticar a conciencia nuestros bocados para favorecer su digestión, distinguir y apreciar los aromas y sabores y disfrutar de una experiencia placentera y completa.

Gente fitness A descansar, que es otro de los pilares fundamentales de un estilo de vida saludable.
¡Buen provecho, buenas noches!

Mi detalle personal: Tomar té caliente al final de tus comidas, te ayudará a eliminar grasa. Elige té sin cafeína como manzanilla si es para la noche.

Punto cena y mi forma de comer en el reto contra la obesidad y el secreto de mantener el peso.

Si necesitas sentirte mejor, y no sabes muy bien por dónde empezar para conseguir un mayor bienestar, aquí te presento algunas claves para mejorar la salud rápidamente. Aplícalas desde hoy mismo y verás un cambio importante en tu vida.

Si bien la salud y el cuerpo físico no son comparables con una taza de café soluble (yo y mi pasión por el café), en donde el cambio de la materia se ve de inmediato, podríamos decir que poco a poco cada nuevo hábito o modificación que incorpores a tu vida diaria, si son sostenidos en el tiempo, darán sus frutos; por otra parte, las nuevas señales que serán enviadas a tu cuerpo desde el segundo cero en que introduzcas nuevos alimentos y conductas, sí que tienen un efecto instantáneo en tu salud.

¿Llegas a tu casa a la tardecita y te comes todo? Es muy frecuente que a esa hora sintamos una compulsión irrefrenable por los hidratos de carbono ya que todo se conecta con nuestro proceso hormonal. A continuación, quiero compartir lo que he aprendido a lo largo de mi carrera buscando el peso estable. Aprender sobre los horarios de tu organismo y un menú para comer y no engordar.

La obesidad es uno de los desafíos más difíciles que enfrenta la medicina: se incrementa año tras año y alcanza cifras epidémicas en casi todo el mundo. El hambre y la adicción son las dos fuerzas que obligan a ingerir alimentos que engordan en las horas nocturnas.

La alimentación tiene horarios: la función de las hormonas (cuando entendí esto todo cambio) A la mañana, el cortisol se encarga de subir normalmente el azúcar en la sangre para enfrentar las exigencias del día. Por eso, mucha gente no tiene apetito en el desayuno. A medida que pasan las horas, el cortisol va cayendo y llega a su nivel mínimo a las 7 pm. Por lo cual, no hay estímulo para mantener la glucosa alta y se produce una intensa necesidad de comer carbohidratos. En forma paralela, la serotonina también llega a su mínima expresión a esa hora, lo que potencia la compulsión. Todo esto ocurre en un cuerpo saludable, pero se agrava con el estrés (que todos vivimos) o con una enfermedad.

Durante la mañana, la fisiología nos lleva a comer, en lo posible, carbohidratos de absorción lenta. A partir del mediodía conviene evitarlos ingiriendo principalmente proteínas que mantendrán los niveles de insulina lo más bajo posible. Sucede que cuando comemos carbohidratos de absorción rápida se produce una estimulación de la insulina que genera una hipoglucemia y, a las dos horas, vuelve la necesidad de comer estos hidratos, generando obesidad.

El sentido de la buena alimentación o dieta ideal para mí, se basa en romper este círculo vicioso que puede llevarnos a una compulsión por los hidratos a la tardecita. Considerando que a lo largo del día nuestro cuerpo quema energías y combustible como la glucosa y los ácidos grasos del tejido adiposo, es necesario que el alimento que se incorpora desde la mañana sea una fuente directa de esta energía. Por eso, lo ideal es consumir hidratos de absorción lenta que se depositarán en el hígado como glucógeno y grasas buenas con alto contenido de Omega 3. Teniendo estas reservas, cuando disminuya el cortisol en horas vespertinas, se evitará la compulsión que hace que la mayor parte de la gente engorde.

Me preguntan en redes: ¿Cenamos tarde, engordamos el doble?

Naturalmente, nuestro cuerpo responde a distintas hormonas que aumentan durante el día y a otras que lo hacen durante la noche.

Durante el día, estas sustancias están destinadas a que tengamos reserva de energías, dado que en ese tiempo ingerimos los alimentos que nos proveen dicha energía. Este es un proceso "de ahorro o anabólico". Durante la noche, mientras dormimos, no ingerimos alimentos y nos transformamos en "catabólicos" (proceso de pérdida de energía).

Todo está perfectamente programado. Cuando sale el sol, nos despertamos y así comienza a aumentar nuestra atención, capacidad de concentración y memoria reciente. También se acrecienta nuestra energía muscular y cerebral para desempeñar distintas funciones. Pero para que esto se pueda dar con normalidad, debemos de ingerir los alimentos apropiados.

Desde el despertar, las moléculas que aumentan en su producción son la adrenalina, la dopamina y el cortisol. Gracias a ellas tenemos energía para estudiar y hacer deporte, nos sube la presión y se mantienen los niveles normales de azúcar en la sangre. De este modo, los alimentos que ingerimos en el desayuno son ideales para mantener un depósito de hidratos (glucógeno) en el hígado y, por lo tanto, es muy bueno comer hidratos en el desayuno, antes del mediodía. Eso siempre hago.

Luego del mediodía, la adrenalina, el cortisol y la dopamina van disminuyendo a niveles muy bajos hasta las 5 o 6 de la tarde. Si desayunamos correctamente nuestro hígado será el proveedor de azúcar en la sangre por el resto del día y no habrá necesidad de ingerir hidratos luego del mediodía. Este es el secreto para comenzar a adelgazar y /o mantener el peso.

Durante la mañana, la adrenalina que liberamos mantiene controlada la secreción de insulina. La insulina es la única hormona que puede sintetizar grasa, por esto es tan importante mantener la insulina en niveles bajos. A las 5:00pm de la tarde, la adrenalina cae. Si durante el día comimos hidratos (pastas, papa, pan) esto podría hacer que la insulina se libere haciéndonos aumentar de peso. Si el cuerpo nos pide hidratos es porque comimos mal y/o poco durante la mañana. En ese caso, hay que aumentar la ingesta de hidratos en el desayuno (incluyendo cereales, por ejemplo) Arepa Tipo Shia ideal y también comer más proteínas en el almuerzo, como pescado, carnes, quesos, huevos (claras) y legumbres.

Durante la noche, durmiendo bien, se produce el aumento de la serotonina que mantiene la química cerebral en reposo y que provoca el aumento de melatonina (hormona del sueño).

Hasta los 40 años, mientras dormimos también aumenta la hormona de crecimiento. Ella hace que los niños y adolescentes "crezcan durante la noche". Esta hormona es importante porque mantiene los niveles de azúcar en la sangre normales durante la noche, aunque la adrenalina y el cortisol estén normalmente bajos.

Comer hidratos de noche es un estímulo directo a la insulina, que los absorberá y los transformará en grasa en nuestro cuerpo. Aquí empieza el cambio. En la próxima doy la dieta.

-Si comemos cada 05 horas estamos en desventaja respecto de nuestras hormonas, vamos a aumentar de peso y podemos sufrir las complicaciones de la obesidad, como diabetes, infartos y artrosis, entre otras. ¿Por qué? La adrenalina y el cortisol que están para la vigilia y la alerta, bajan. Y si comemos, no están para gastar los alimentos y se acumulan como grasa, dado que suben la única hormona que produce la grasa, que es la insulina.

-Es muy saludable comer durante el día de 5 a 6veces, pero es fundamental que distribuyamos correctamente los ingredientes para conservar el peso y la salud. Por eso, en el desayuno es bueno comer proteínas, hidratos y grasas saludables; en el almuerzo proteínas, fibras y grasas saludables; y en la cena proteínas y fibras, dejando de lado todo tipo de hidratos y de grasas.

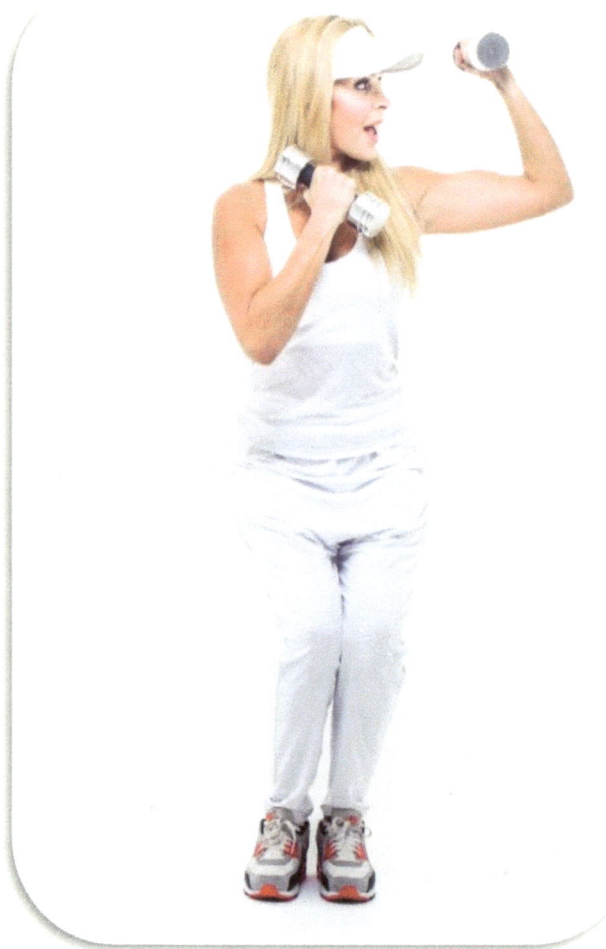

"Un país saludable, es una sociedad consciente de su futuro"

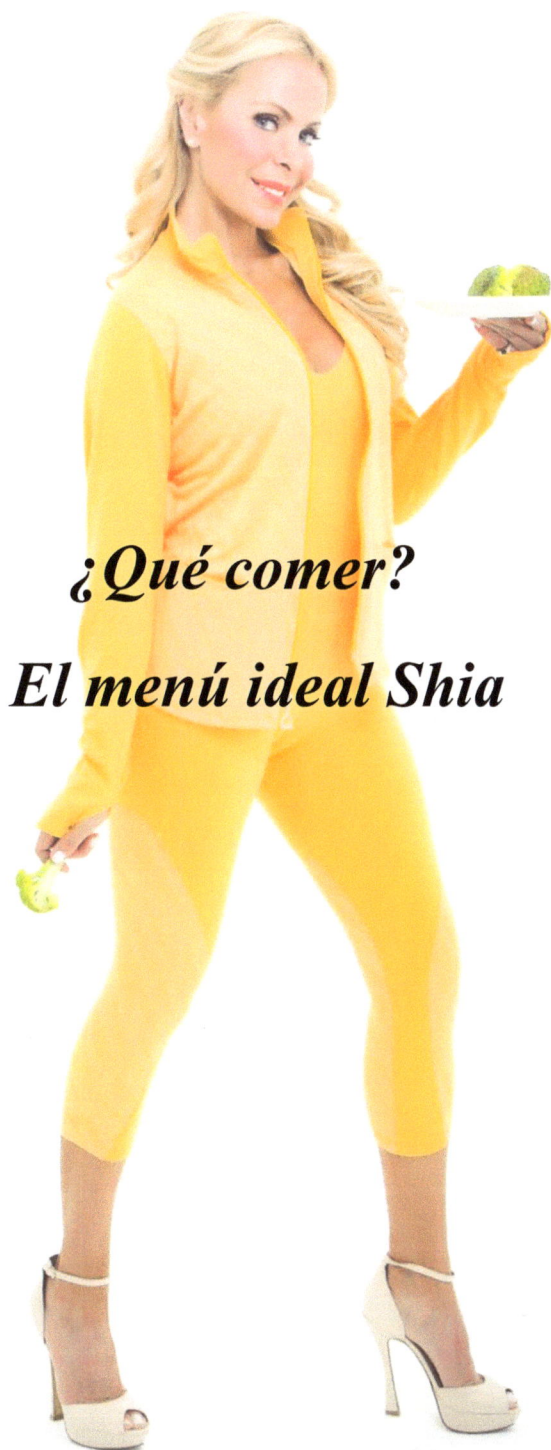

¿Qué comer?

El menú ideal Shia

Desayuno: entre las 7 y las 8am

❖ Puede comenzar con una saludable Arepa tipo Shia.

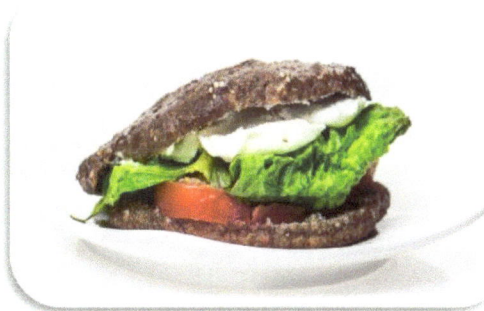

❖ **Leche:** se puede ingerir ½litro de leche descremada o 1/4 litro de leche común. Puede tomarse con café, té o como licuado con frutas. También se puede combinar la leche con cereales como avena, granola, copos de maíz, etc. La leche se puede sustituir por yogur (250ml/gr) y se puede consumir con frutas frescas o cereales sin azúcar buscar y leer etiquetas.

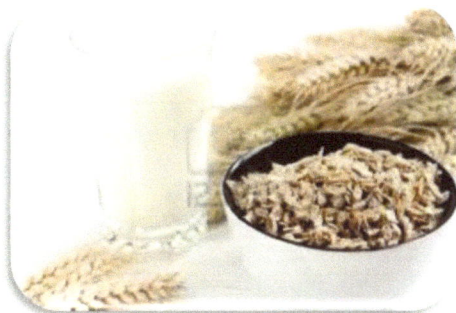

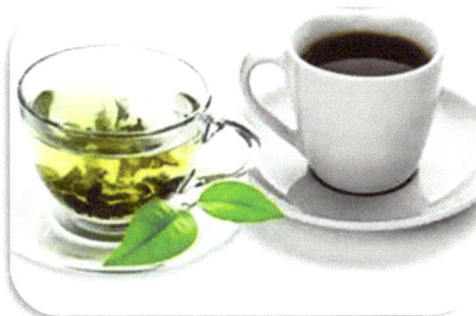

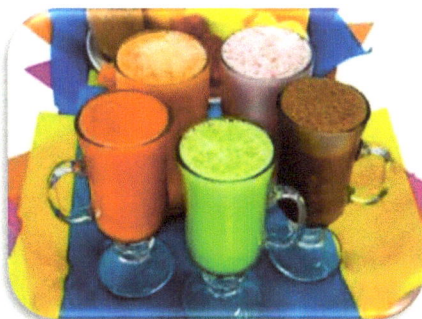

❖ **Queso**: 100 gr. (2 porciones). Pueden ser: Mozzarella, paisa, NO suizo, No Gruyere. Se puede sustituir por 10 cucharadas (10gr.) de ricota magra, queso blanco o queso untable sin grasa y sin sal.

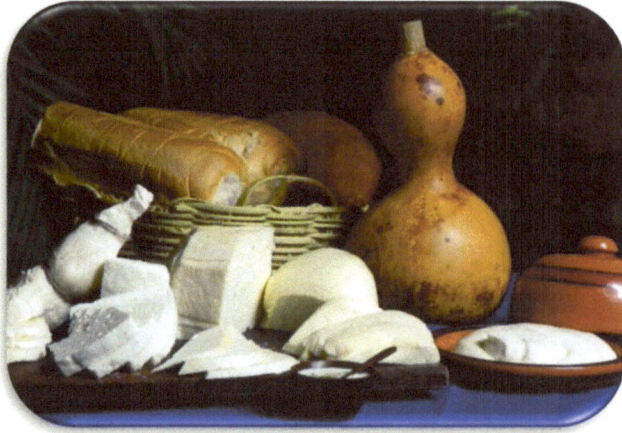

Se puede incluir en una tostada de pan negro o integral y/o sin gluten y/o árabe y cubrirlo con semillas de lino, girasol, chía y sésamo, lo que va a producir saciedad.

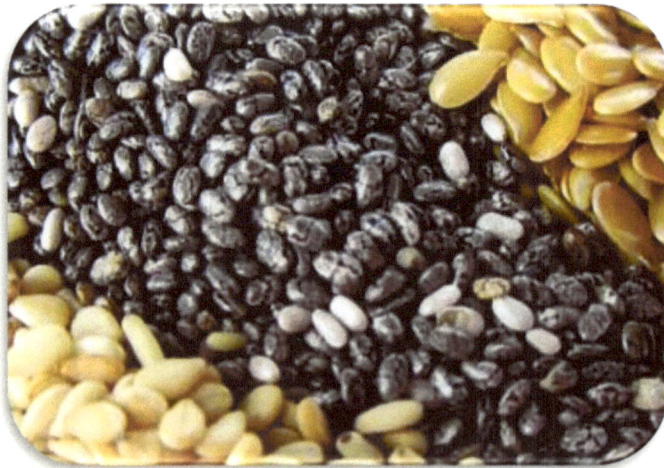

Merienda: entre las 10 y las 11am

Carnes: hasta 120 gr.
Se puede elegir alguna de estas opciones:

❖ Un sándwich de pechuga de pollo, pastrón, lomito o jamón cocido.

Acompañar con 2 claras de huevo. Puede ser en forma de revueltos o tortillas (espinaca, papa). Puede ser un omelette con 2 claras y la verdura que desee (zapallito, espinaca y/o papas) o un revuelto de claras con champiñones y zapallitos.

También un omelette de jamón y queso (bajo en sal y grasa). Si te gusta cocinar, puede ser un soufflé de zanahorias, chayota, espinacas o de frutas como manzana y/o peras.

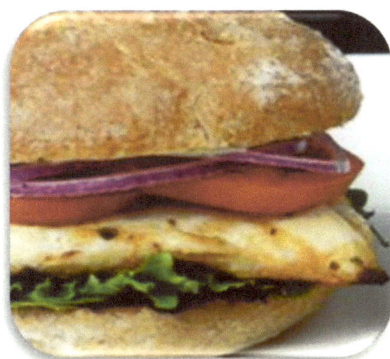

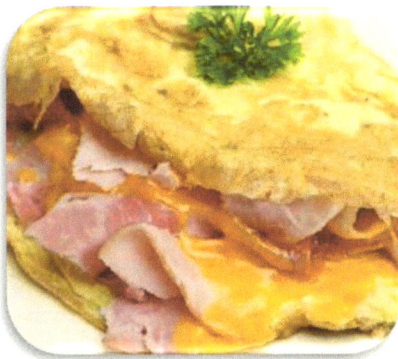

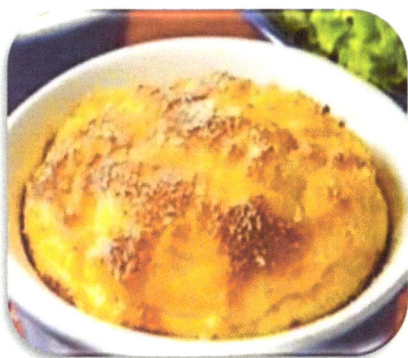

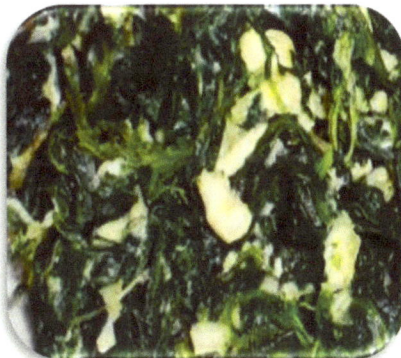

Almuerzo: entre las 12 y 2 pm

Elegir una de estas opciones:

❖ Tortilla (claras de huevo 4 y 1huevo entero) de espinaca con una ensalada de hojas verdes (rúcula, lechuga, escarola, etc.) con champiñones, tomates y cuadraditos de queso Mar del Plata condimentado con aceite vegetal y semillas (sésamo, chía).

❖ Filete de merluza con una ensalada de tomates, aceitunas negras y albahaca condimentada con aceite de oliva y unos brócolis al vapor.

❖ Bife de lomito a la plancha con un omelette de verduras (berenjena, zapallitos, zanahorias). Se puede adicionar semillas al relleno. O acompañar de ensalada verde.

❖ Pechuga de pollo grill con una ensalada de zanahorias, hojas verdes y claras de huevo, condimentada con aceite de oliva y dos cucharadas soperas de semillas. Aderezar con ajo, cebolla, pimentón, vinagre y si es vinagre de manzana mejor, sal, etc.

❖ Se puede consumir una fruta de postre o en ensaladas de fruta con yogur natural. Ideal un solo tipo de fruta.

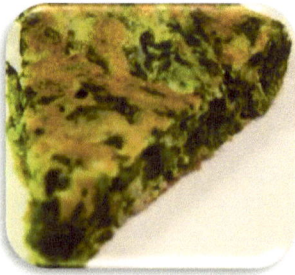

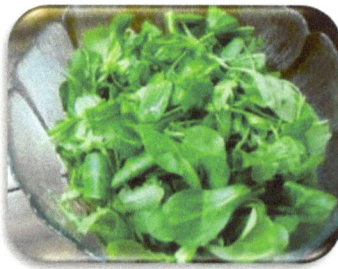

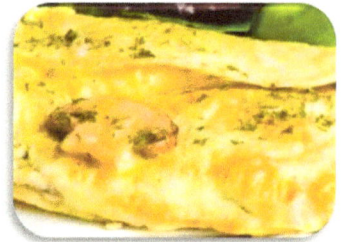

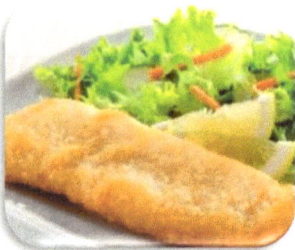

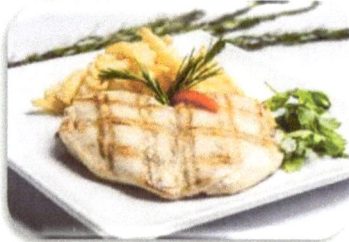

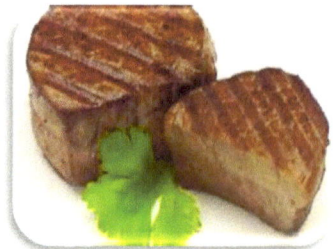

Cena: entre las 6 y las 8pm

Elegir una de estas opciones:

❖ Pescado con ensalada de remolacha, tomate y clara de huevo. La ensalada también puede tener vegetales cocidos. Por ejemplo, brócolis y coliflor, repollitos de Bruselas con pimentón, champiñón, etc.

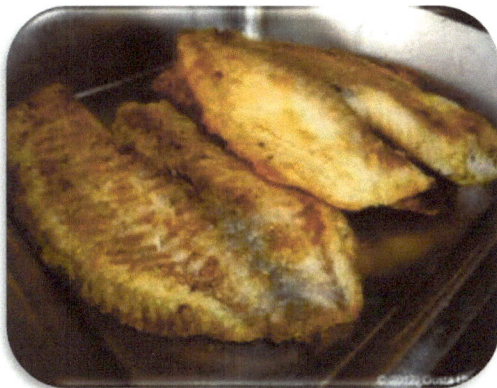

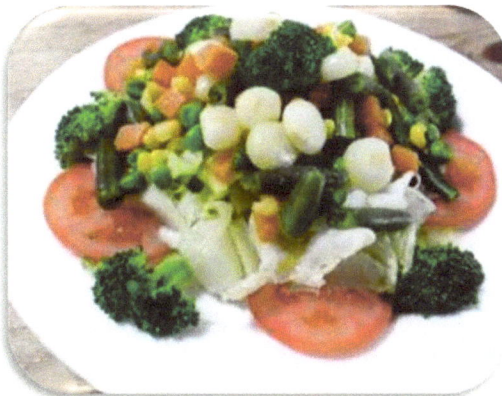

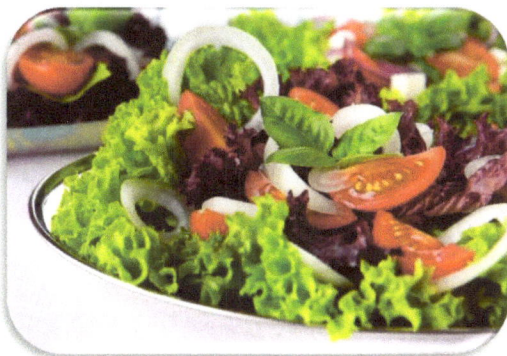

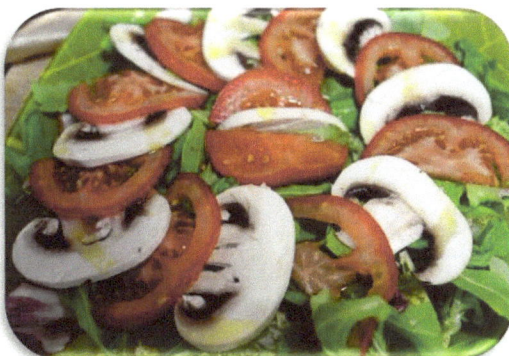

❖ Sopa juliana de verduras con un pedacito de queso derretido. O con pechuga de pollo.

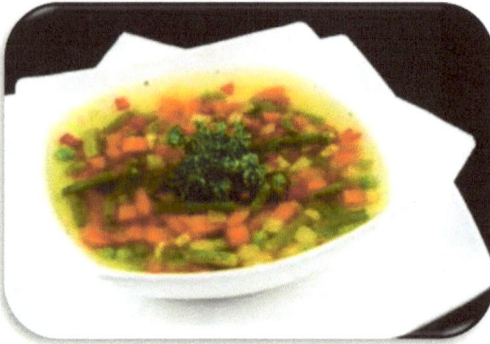

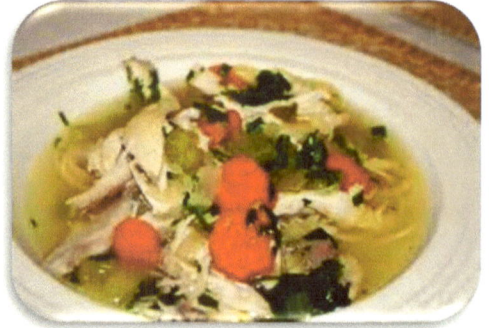

❖ Ensalada de legumbres: 1 taza de lentejas cocidas con una clara de huevo picada y hojitas de perejil.

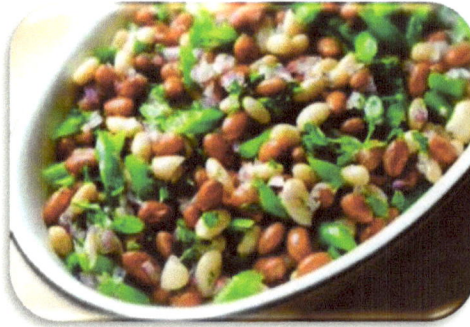

❖ Soufflé de vegetales (chayota o zapallo con 4 claras de huevo) con ensalada de repollo morado y perejil y tomate rallada. O calabacín rallado es delicioso.

De postre:

❖ Yogurt o gelatina ligera.

*Alcachofa

Desde niña recuerdo las deliciosas alcachofas en la nevera de mi casa, en vinagreta o al natural; dispuestas siempre como parte de la comida cotidiana en casa "como el agua que no falta en ninguna casa" así era con ellas en la mía. Agradecida a mi madre por ese gran sabor y hábito en mi vida. Es una costumbre y aliada que continúe usando en mi carrera para beneficios increíbles, uno de ellos: ayudar a mantener el peso e incluso adelgazar.

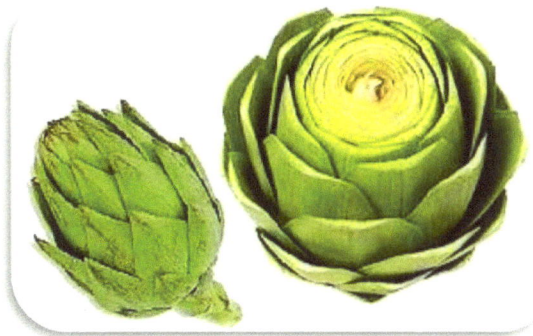

La Alcachofa es conocida como una planta medicinal en algunas culturas históricas por una serie de razones. Hoy día los científicos estudian cómo los distintos nutrientes de las alcachofas pueden mejorar nuestro bienestar general. Éstos son algunos de los beneficios para la salud de la alcachofa:

1.Antioxidantes para nuestra salud. Los antioxidantes naturales ayudan a prevenir algunos tipos de cáncer, así como problemas del corazón y otras enfermedades.

2. Bajar el colesterol.
Las propiedades presentes en la alcachofa ayudan al cuerpo a excretar el colesterol malo y ayuda equilibrando los niveles de colesterol en las personas con colesterol alto. Esa es otra razón por la que la alcachofa puede ayudar a prevenir algunos tipos de enfermedades del corazón.

3. Niveles de glucosa en sangre. La evidencia científica demuestra que la alcachofa puede ayudar a equilibrar los niveles de glucosa en sangre y ayudar a tratar la diabetes.

4. Mejora de la función hepática. La planta de la alcachofa ha sido conocida como tónico para el hígado desde hace siglos. Sus propiedades naturales ayudan al cuerpo a deshacerse de toxinas y ayudan al hígado en sus operaciones vitales.

5. Valor digestivo. Otro de las propiedades de la alcachofa es su papel como ayuda digestiva. Al igual que una variedad de otras plantas verdes como el perejil del jugo **Tipo Shia** la alcachofa se utiliza a menudo para calmar el estómago. Hoy en día, los nutricionistas recomiendan a veces la alcachofa como una cura para el síndrome del intestino irritable. Una de las razones que la alcachofa ayuda a la digestión, según algunos científicos, es que ayuda a estimular la vesícula biliar.

6. Ayudando con la hipertensión. Las alcachofas tienen una buena cantidad de potasio, un mineral beneficioso para la salud. El potasio ayuda a lidiar con el exceso de sodio, y para aquellos que están tomando algunas clases de fármacos antihipertensivos, los alimentos como las alcachofas pueden ser una manera de protegerse contra una posible deficiencia de potasio.

Estos son algunos de los principales beneficios para la salud de las alcachofas. Para sacar el máximo provecho de esta y otras plantas verdes en tu dieta, la mejor manera es usar los productos más frescos. Las alcachofas ligeramente cocidas al vapor pueden suministrar una gran cantidad de estos elementos nutricionales.

> **Bertoni Box** *y la receta debe ser las alcachofas al vapor y una salsa de ajo ligera, Ingredientes: ajo, aceite de oliva, 2 huevos (uno con yema y otro solo clara) toque de sal y pimienta, limón y vinagre de manzana. Todo a la licuadora y poco a poco se va incorporando el aceite*

*La parchita

La parchita aporta a los organismos nutrientes como: vitamina A, vitamina C, potasio, calcio, hierro, fibra, carbohidratos, antioxidantes. Y sus beneficios para nuestra salud:

- ❖ Ayuda a prevenir enfermedades
- ❖ Ayuda a combatir los radicales libres
- ❖ Mejora la digestión
- ❖ Favorece los huesos del cuerpo
- ❖ Ayuda a dormir mejor, ya que tiene cualidades relajantes
- ❖ Combate el estreñimiento
- ❖ Mantiene sana la vista

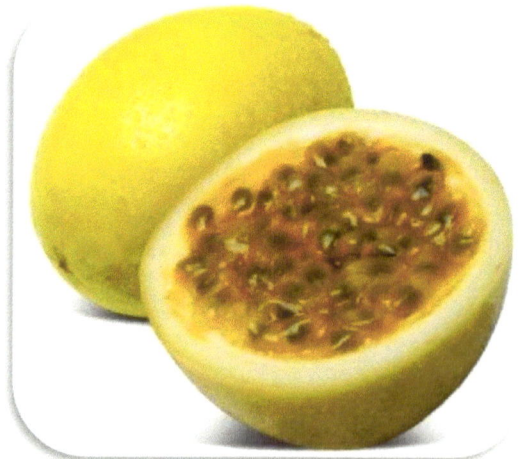

*Lechosa:

Comer lo Primero al despertar, lechosa con una cucharada de linaza molida y un buen Café Venezolano con aroma a posibilidad.

¿Por qué comer lechosa? Es noble, económica y versátil. Puede ser consumida diariamente por cualquiera sin causar alergias o intolerancia y, además de su buen sabor, tiene propiedades nutritivas y medicinales. Si estás pensando incluirla en tu lista de mercado, no lo dudes más. Tiene vitamina A granel. Ayuda a controlar el peso y la diabetes. La lechosa es un gran auxiliar en las dietas, ya que ayuda a desintoxicar el organismo. Es de las frutas que están más al alcance de todos (y de nuestros bolsillos), siendo una fruta que se consigue casi todo el año, su precio no es caro y se puede conservar más tiempo. La lechosa es útil para aliviar irritaciones de la piel y quemaduras originadas por una exposición prolongada al Sol.

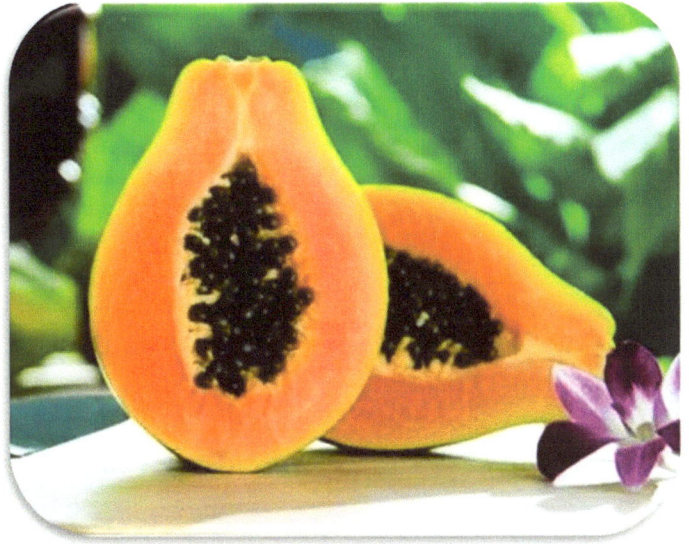

Los ingredientes de la lechosa facilitan el bronceado gracias a que contiene gran cantidad de Retinina (facilita la acción de la Melanina) para obtener un Bronceado Saludable Y es una fuente muy rica en vitaminas, pues contiene vitamina A, C, complejo B, potasio, magnesio, fibra, ácido fólico y pequeñas cantidades de calcio y Hierro. Además, es antioxidante y previene cánceres de pecho, vejiga, colon o cuello del útero.

Como alimento, se puede comer sola, en ayunas, en licuados, en agua fresca, en postres y hasta en helados, etc. Yo la amo en ayunas con una cucharada de linaza molida

Bertoni Box:

Además de contener propiedades que favorecen la digestión, ayuda a tratar la gastritis y la formación de gases.

*Mandarina:

La mandarina pertenece al grupo de frutas cítricas, que son una excelente fuente de vitamina C, que es un antioxidante, que puede ayudar a prevenir el daño causado por los radicales libres y, de esta manera, proporciona protección contra varios tipos de cáncer, contra la diabetes y la obesidad. Las mandarinas contienen un 88% de agua, hidratos de carbono y mucha fibra. Es excelente para adelgazar, debido al ácido cítrico que contienen, ayudan a quemar grasa.

Las mandarinas contienen:

Mucha vitamina C, provitamina A y en menor cantidad, B1 B2 B3 B6. Minerales: potasio, calcio, magnesio y fósforo. Ácido fólico, Ácido cítrico, ácido oxálico, Beta-caroteno y antioxidantes.

Recomendado para: Problemas de retención de líquidos Ayudan a quemar grasa. Anticancerígenas. Hipertensión. Estrés. Colesterol alto. Anemia ferropénica. Desintoxicante y depuradora Mejora el tránsito intestinal. Sistema inmunológico: Refuerza en la bajada de defensas, generación de glóbulos rojos y blancos. ¿Quieres más? ¡A COMERLA! Vive Sano.

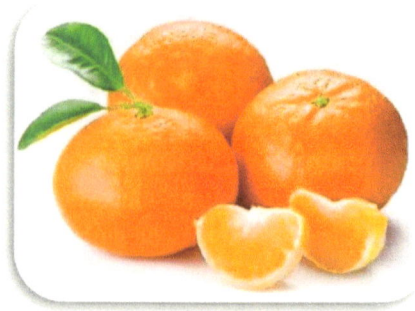

*El perejil

El perejil es una planta originaria de Europa, en donde se le usa desde la antigüedad como el principal condimento para las comidas. Gracias a su buen sabor y propiedades, es una planta que estimula el apetito; además de contener diversos elementos que combaten enfermedades.

Beneficios del perejil:

- ❖ Estimula el apetito
- ❖ Protege la aparición de células cancerígenas en el hígado y el intestino
- ❖ Anti-reumático
- ❖ Elimina las toxinas
- ❖ Elimina las piedras en los riñones
- ❖ Estimula las glándulas sexuales
- ❖ Disminuye la dependencia al alcohol
- ❖ Fuente de vitaminas A, B, C, E, K y minerales

Generalmente, esta hierba es consumida en forma de infusión, añadiendo dos cucharadas de perejil en dos tazas de agua hirviendo; debes consumirla 3 veces al día antes de las comidas. "Digestiva" Si tienes la posibilidad de conseguir esta hierba medicinal comienza a consumirla en infusión o en el Jugo Tipo Shia en las mañanas Yo lo tomo todos los días y disfruta de sus beneficios para la salud.

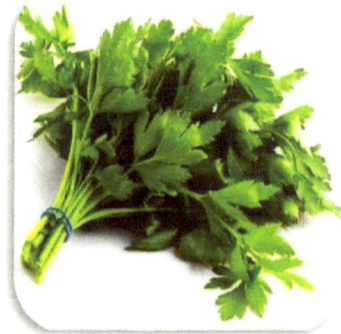

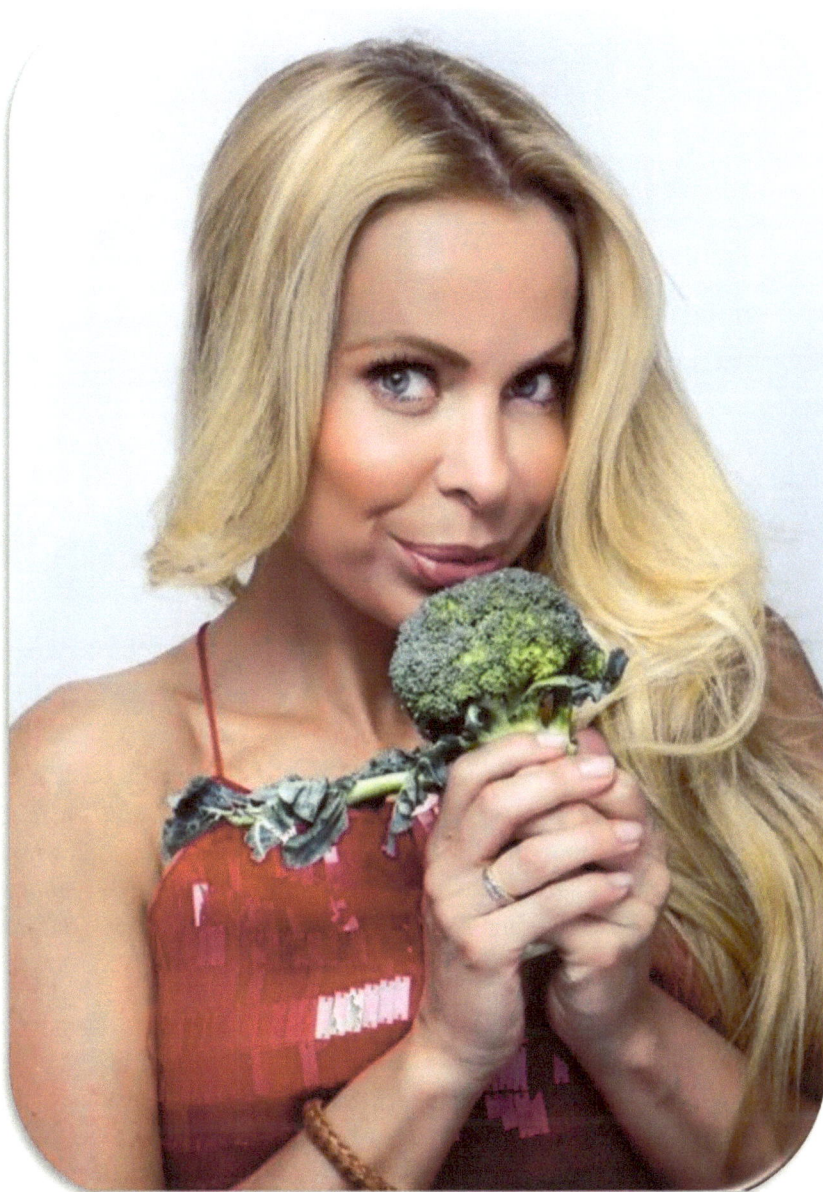

Brócoli

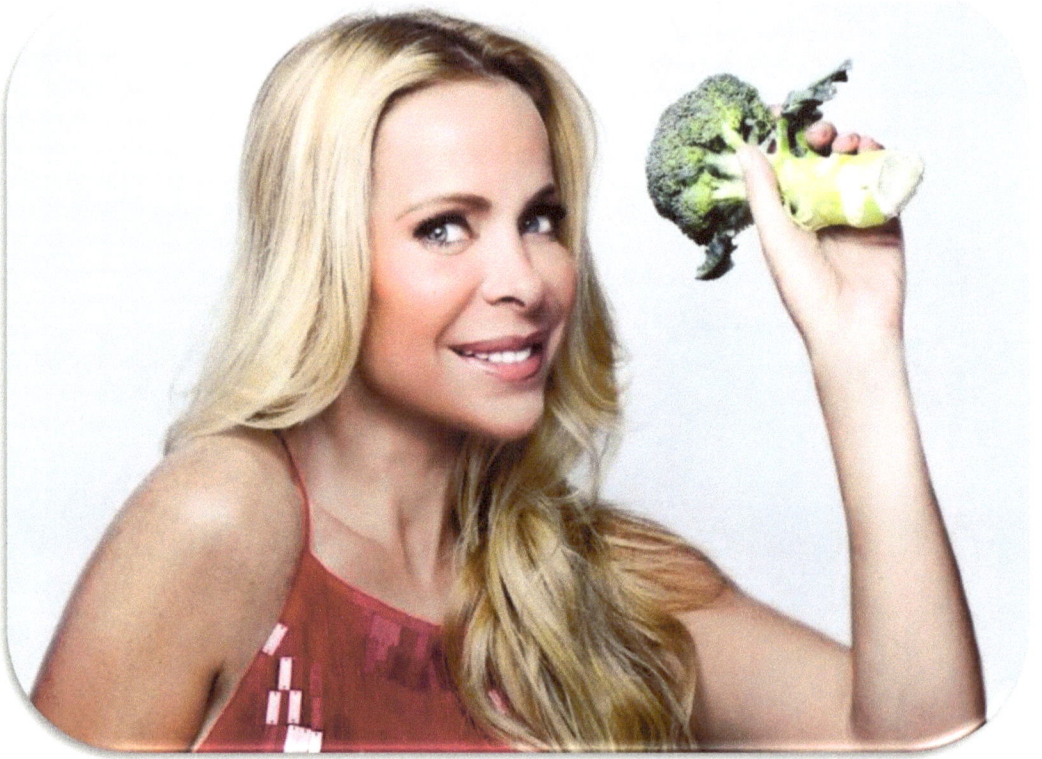

El brócoli es una buena fuente de nutrientes, es rico en vitamina C, carotenoides, fibra, calcio y ácido fólico. Una sola porción proporciona más de 30 mg de vitamina C y media taza proporciona 52 mg de Vitamina C. Además, puede ayudarnos a resolver deficiencia de vitamina D. El brócoli tiene una inusual combinación de vitamina A (en forma de beta-caroteno) y vitamina K.

Para quienes necesitan reconstruir vitamina D a través de suplementos de esta vitamina, el brócoli puede ser una comida ideal para incluir en la dieta. Entre todas las verduras crucíferas de consumo habitual, el brócoli se destaca como la fuente más concentrada de un antioxidante – vitamina C. Estudios han demostrado que estas sustancias pueden actuar como antioxidantes y pueden aumentar las enzimas desintoxicantes del cuerpo. Cocinar el brócoli al vapor puede ayudar a reducir el colesterol. Los componentes de fibra relacionados con brócoli hacen un mejor trabajo.

El brócoli previene el cáncer, desintoxicar el organismo, mejora la piel, protege al corazón, protege los huesos, protege los ojos, fortalece el sistema inmunológico, previene la anemia, previene la constipación o estreñimiento, entre muchos otros.

*Semillas de Chía

A conocer hoy Las semillas de Chía; un alimento completo donde las investigaciones recientes confirman las propiedades saludables de las semillas de Chía. Su alto contenido en aceites saludables, pero es también una fuente de otros nutrientes de gran importancia para la salud como antioxidantes, proteínas, aminoácidos, vitaminas, minerales y fibra. Podemos decir que las semillas de esta planta son un superalimento, es decir, un alimento completo. Por eso, hoy en día, estas semillas son consumidas como complemento alimenticio en todo el mundo.

- ❖ 700% más Omega-3 que el salmón del atlántico
- ❖ 100% más fibra que cualquier cereal en hojas
- ❖ 800% más fósforo que la leche completa
- ❖ 500% más calcio asimilable que la leche
- ❖ 1400% más magnesio que el brócoli
- ❖ 100% más potasio que los plátanos
- ❖ 200% más hierro que la espinaca
- ❖ 300% más selenio que el lino
- ❖ Tiene un efecto saciante
- ❖ Posee más antioxidantes que los arándanos
- ❖ Aporta todos los aminoácidos esenciales
- ❖ Es el vegetal con más alto contenido en Omega-3

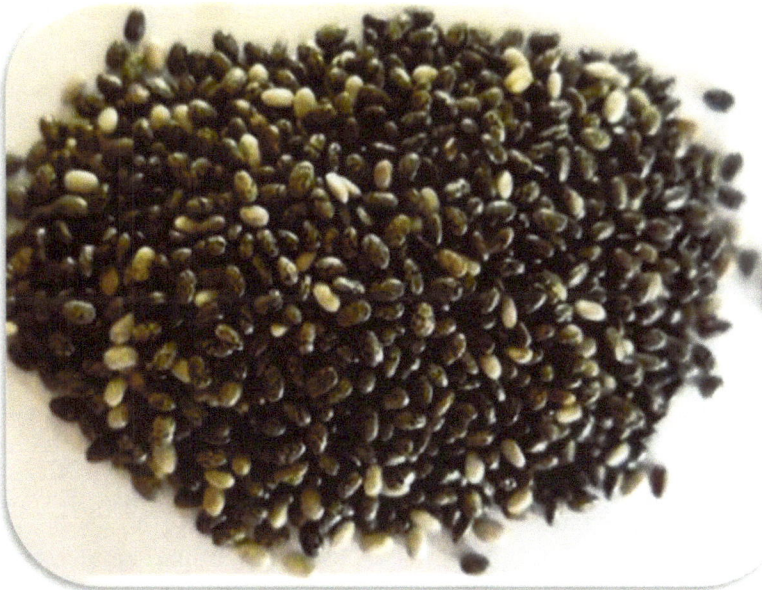

*Alimentos y productos que no engordan

Comer alimentos bajos en calorías que, a la vez, den placer por su sabor, es un deseo que puede hacerse realidad. ¿De qué manera? teniendo en cuenta los alimentos más ricos que pueden integrar una dieta adelgazante. Divididos según su valor calórico, usted podrá elegir el que más le guste, todos hacen bien a su ruta por vivir sanos.

0 A 30 CALORÍAS

La posibilidad de darse un gusto todos los días comiendo algo rico se llama flexibilidad. La única condición para hacer uso de ese permiso es comer moderadamente, midiendo el tamaño de la porción.

1.-TÉ VERDE: 0 CALORÍAS

Nutri-dato: Aporta antioxidantes que ayudan a prevenir el envejecimiento. Es mejor que el té negro: al no estar fermentado, concentra los antioxidantes. Consejo: tome varias tazas al día.

2-. AZUCAR BLANCO (1 CDITA): 20 CALORÍAS

¡Atención! Carece de vitaminas y minerales; sólo posee hidratos de carbono. Sólo aporta las llamadas "calorías vacías". Ninguna persona sana, sobre la faz de la tierra requiere azúcar refinada

3-. AJO (1 DIENTE): 10 CALORÍAS

¡Atención!, tiende a aumentar sus calorías, pues con frecuencia se consume salteado u horneado con agregado de aceite.

4- ACELGA (5 HOJAS): 25 CALORÍAS

Consejo: como cualquier hortaliza de hoja, se puede consumir en cantidad, pero hay que tener cuidado con los agregados y el tipo de preparación.

5- GASEOSAS LIGHT: MENOS DE 2 CALORÍAS

No aportan calorías porque el azúcar se reemplaza por edulcorante. ¡Cuidado! es posible tomar cantidades abundantes, pero el gas que contienen puede causar distensión abdominal.

6.- PEPINO (1/2 UNIDAD MEDIANA): 15 CALORÍAS

Nutri-dato: Como todas las verduras frescas, es rico en potasio, pero no es una verdura muy nutritiva, pero si saciante y depurativa. La parte verde (corteza y superficie de la pulpa) aporta betacarotenos.

7.- PALMITOS (4 UNID.): 25 CALORÍAS

Nutri-dato: El palmito aporta, básicamente, fibra y muy pocas calorías. Permitido: Se le puede agregar salsa bajas calorías, en cantidad reducida. Yo los amo con limón.

8- LECHUGA (1 PLANTA CHICA): 15 CALORÍAS

Nutri-dato: Es una verdura rica en betacaroteno. Todas sus variedades tienen la misma cantidad de calorías.

9- APIO (1 TRONCO MEDIANO): 20 CALORÍAS

Info-calorías: • Es poco calórico por su elevado porcentaje de agua. • A pesar de que no tiene gran valor nutritivo (algo de betacaroteno), posee la ventaja de que puede consumirse en grandes cantidades. Ideal de Snack y cenas.

10- PEREJIL (1 CDA. SOPERA): 4 CALORÍAS

Nutri-dato: Comparte los beneficios antioxidantes y los de la vitamina C que tienen algunas hortalizas de hoja. Pero, su aporte nutritivo es muy bajo, porque se consume en pequeñas cantidades. Es mi ideal en el jugo de la mañana un puño grande.

11-CHAMPIÑONES FRESCOS (MEDIA TAZA): 30 CALORÍAS

12- TOMATE (1 UNIDAD): 30 CALORÍAS

13.- COLIFLOR (1 PLATO TAMAÑO POSTRE: 30 CALORÍAS

14- LIMÓN (1 UNIDAD CHICA): 30 CALORÍAS

15.- MELÓN (1 RODAJA FINA): 30 CALORÍAS

16.- ESPINACA (100 G/ 15 HOJAS): 30 A 80 CALORÍAS

Use platos grandes para comer ensaladas de verduras, crudas y cocidas. Aderece sólo con una cucharada sopera de mayonesa light o aceite. O mejor aún con limón, vinagre de manzana y mostaza.

17- YOGHURT DESCREMADO (1/2 POTE): 35 CALORÍAS

Para tener en cuenta: Los yogurts más calóricos: los que tienen cereales o trozos de frutas.

18.- ZANAHORIA (1 UNIDAD CHICA): 40 CALORÍAS

Nutri-dato: Aporta fibra, beta carotenos en gran proporción y potasio.

19- TURRÓN CHICO: 50 CALORÍAS

Cuidado: Muy concentrado en azúcares, también aporta grasas y proteínas.

20- MANDARINA (1 UNIDAD CHICA): 45 CALORÍAS

Mito: "La mandarina es más dulce porque tiene más azúcar." Verdad: Todos los cítricos aportan un porcentaje similar de hidratos de carbono (entre ellos, el azúcar).

21.- MERMELADA SIN AZÚCAR (2 CDAS. SOPERAS): 60 CALORÍAS

Nutri-dato: Ideal para personas que se encuentran en plan de descenso de peso o que deben seguir una dieta sin azúcar, como los diabéticos.

22.- ZAPALLO (2 RODAJAS FINAS): 60 CALORÍAS

Info-calorías: • Aporta las mismas calorías que el zapallo anco. • Por su contenido en hidratos de carbono, tiene el doble de calorías (cada 100 g) que los zapallitos redondos y que los largos.

23_ PIÑA (1/2 TAZA): 50 CALORÍAS

Info-calorías: • Fruta baja en calorías, que puede consumirse a diario.

24.- BRÓCCOLI (1 PLATO TAMAÑO POSTRE): 40 CALORIAS

Nutri-dato: Posee beta carotenos, vitamina C, potasio, magnesio, ácido fólico y fotoquímicos que protegen contra el cáncer de mama. Consejo: la cocción al vapor conserva su valor nutritivo.

25- QUESO CREMA UNTABLE (1 CDA SOPERA): 40 CALORIAS
Evítalo

Información-calorías: Tiene de 4 a 5% de tenor graso. Es preferible a los de 0% de tenor graso, que tiene un sabor menos aceptado.

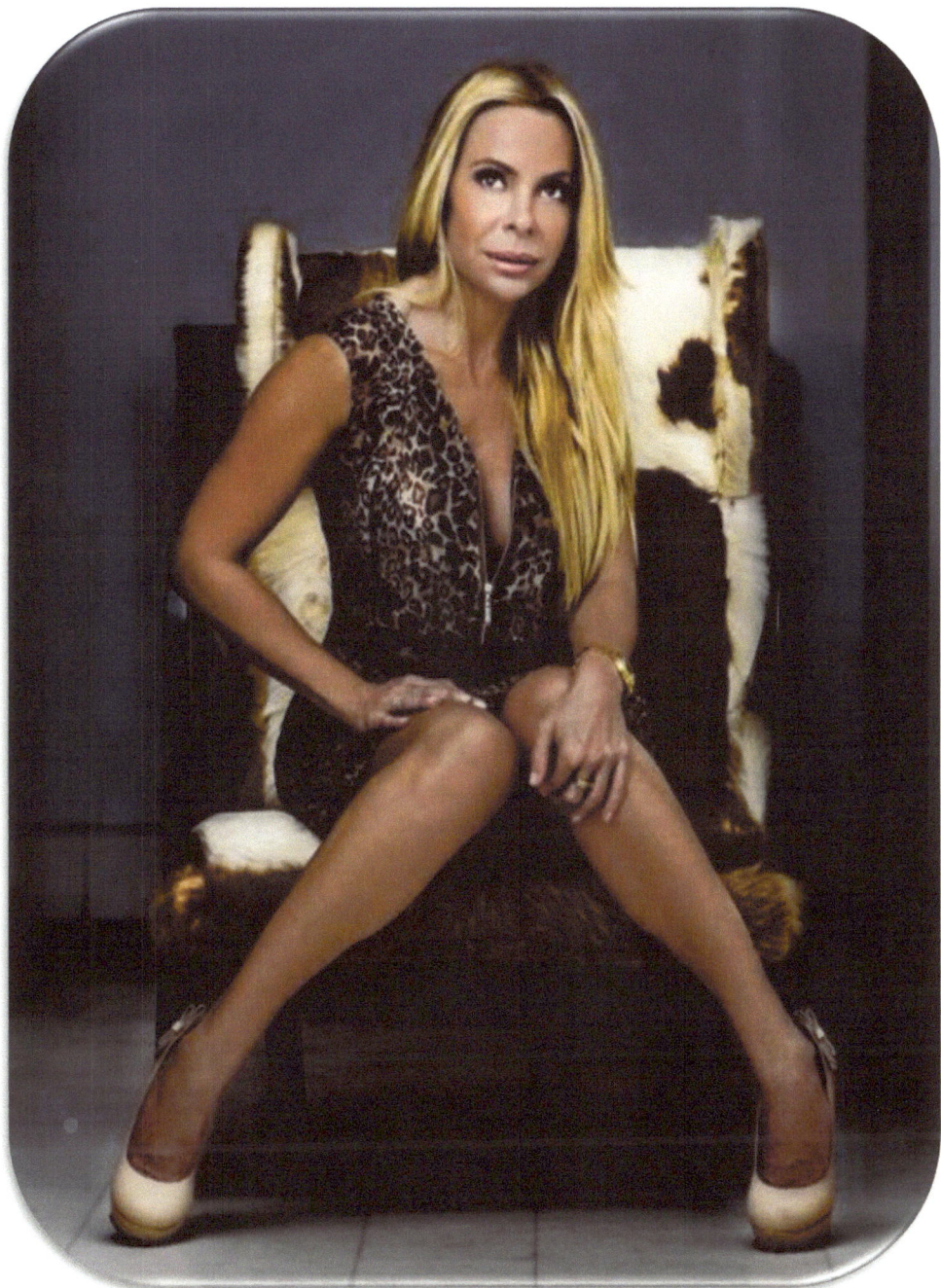

Propiedades y Beneficios del Café:

Después de muchos estudios se ha comprobado que el café tiene muchas propiedades y beneficios, si se consume moderadamente no tendrás ningún problema de tomar una buena taza de café.

- ❖ Ayuda a la concentración y te mantiene alerta.
- ❖ Contiene cafeína, esta ayuda a proteger contra el Parkinson.
- ❖ La cafeína tiene propiedades antioxidantes.
- ❖ El café ayuda aliviar los dolores de cabeza y evitar los derrames cerebrales, ya que dilata los vasos sanguíneos del cerebro evitando la formación de coágulos.
- ❖ Disminuye la concentración de azúcar en la sangre, ayudando a la prevención de padecer diabetes.
- ❖ La cafeína ayuda a las vías respiratorias dilatando los bronquios, disminuyendo las crisis de asma y las alergias.
- ❖ Da energía, también ayuda a disminuir los síntomas de la depresión.
- ❖ Si se consume sin leche y azúcar, evita el crecimiento de bacterias en la boca y ayuda a prevenir las caries.

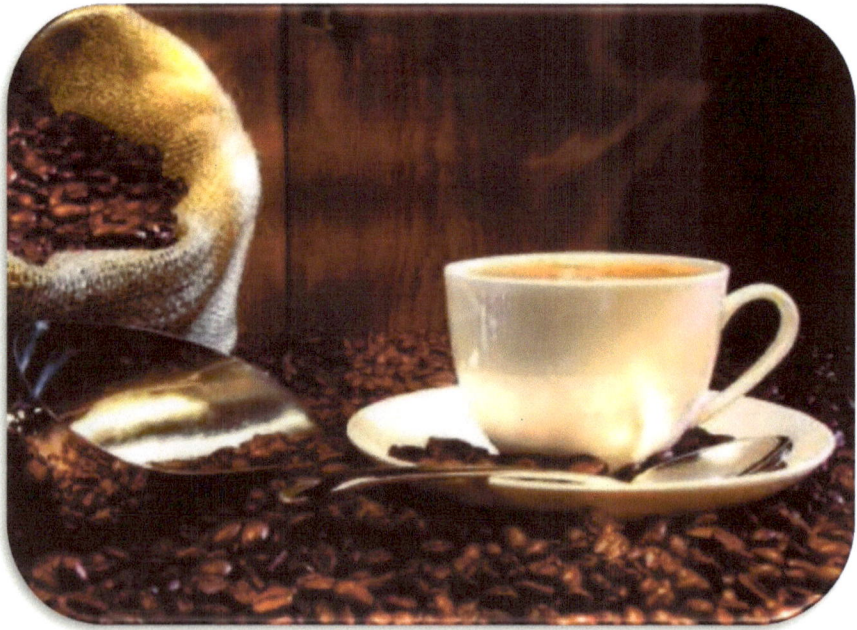

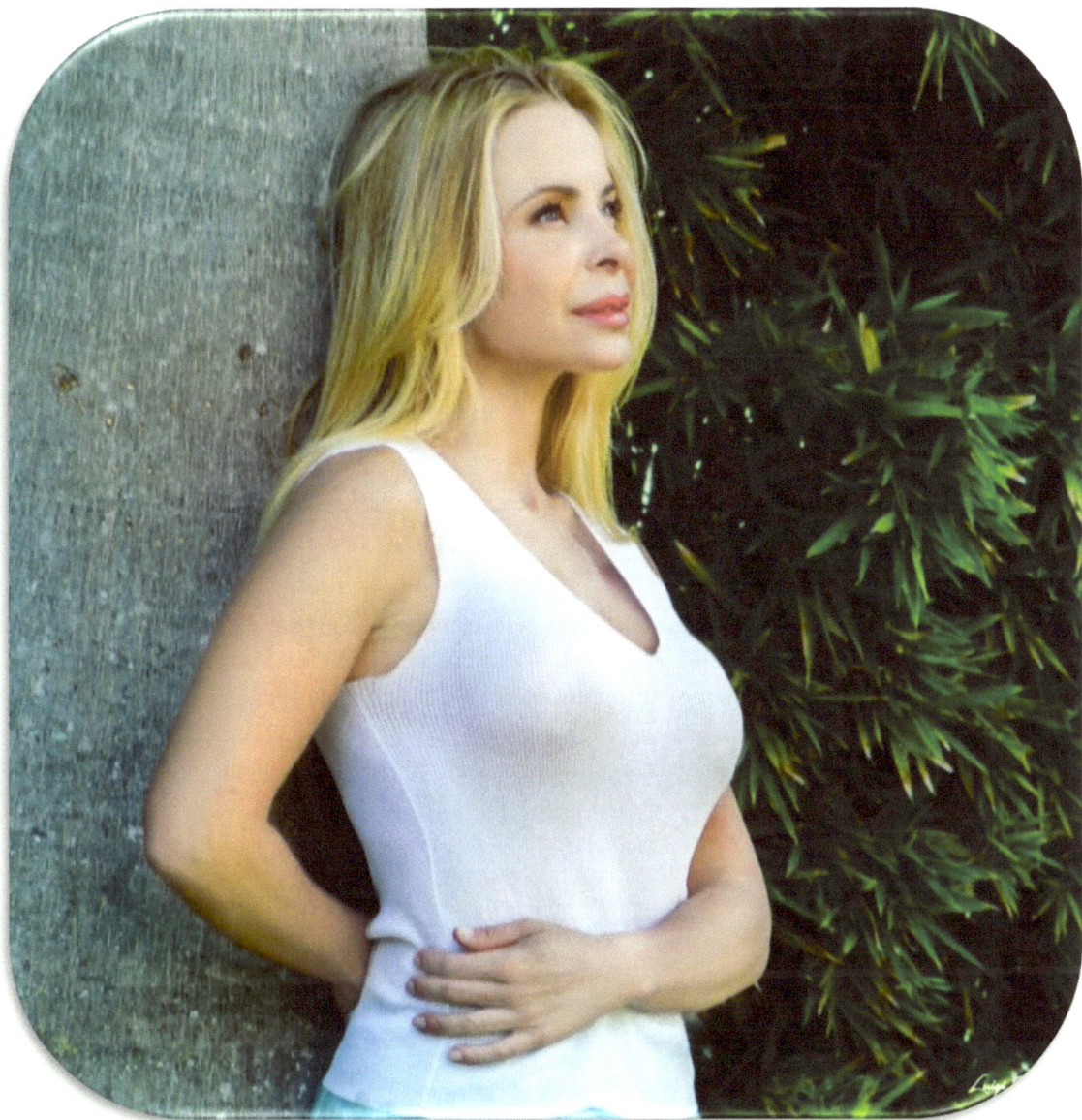

*La manzana verde

La manzana verde es muy positiva para el organismo. Además de ser rica y fácil de llevar, esta fruta tiene propiedades que ayudan al cuerpo en sus diferentes funciones.

Los componentes de ese tipo de manzana son pectina, aminoácidos, ácidos, azúcares, Catequizas, Quercetina, Sorbitol, Fibras, Calcio, hierro, magnesio, nitrógeno, fósforo y potasio, entre otras cosas.

Es raro encontrar personas a las que no les guste la manzana, esta siempre es buena para merendar, para colocarle a las ensaladas y hasta para decorar comidas especiales. Y los que no le han tomado el gusto, deberían saber que la manzana es positiva para las siguientes situaciones:

❖ Es antiinflamatoria.

❖ Antiácida, anti diarreico y laxante suave.

❖ Depurativa y diurética.

❖ Baja la presión sanguínea.

❖ Ayuda a bajar la fiebre.

❖ Anti cancerígeno.

❖ Una dieta rica en manzana ayuda a dejar el cigarrillo.

En la agitada vida del venezolano, muchas veces se le resta tiempo al buen comer; y la solución de incontables cantidades de personas cuando llega el hambre, es detenerse a comprar perros calientes, hamburguesas, chucherías, alimentos fritos, entre otros. Tener una manzana en la cartera, koala o cualquier prenda que se use para guardar las pertenencias es una excelente alternativa para comer o merendar, que no quita de mucho tiempo, no es costosa, no engorda y además ayuda a la salud.

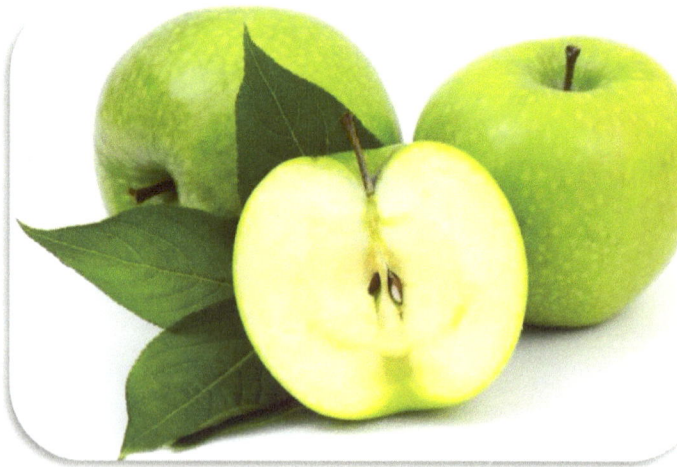

*El Tomate

Beneficios y propiedades del tomate. Descubre a su vez el contenido nutricional que aportan 100 gramos de tomates.

Los tomates son, sin ninguna duda, uno de los ingredientes fundamentales en casi la gran mayoría de las cocinas, especialmente por sus importantes beneficios y propiedades. Se pueden comer en ensaladas, pero también solos, hervidos, en salsa...

Destaca por la cantidad de minerales, vitaminas y agua (en torno a un 94%) que contiene.

Su color rojo intenso, por ejemplo, es debido a su contenido en licopeno, una sustancia antioxidante que no se convierte en vitamina A, y que ejerce un efecto protector frente a un gran número de problemas cardiacos.

Cuenta con gran cantidad de vitaminas (B, C y A), y además de tener pocas calorías y grasas, es ideal en dietas para bajar de peso. Importante es a su vez su contenido en minerales, del que destaca el potasio, aunque también posee fósforo, magnesio y calcio, entre muchos otros. El tomate es una hortaliza baja en sodio, por lo que, también, es muy recomendada en hipertensos.

Es muy bueno para ayudar en la digestión, al contener sales orgánicas ácidas, concretamente malatos y citratos. Precisamente por esta cuestión, sin embargo, no es recomendable en personas que tengan cálculos renales.

Si por ejemplo deseamos aprovechar toda la fibra de los tomates (cuestión que, como sabes, nos ayuda a mantener un sistema digestivo sano), siempre se debe optar por comernos el tomate con su piel, sin pelarlo.

Beneficios del tomate más importantes:

- ❖ Alto contenido en licopeno, un antioxidante que ayuda a prevenir el cáncer de próstata en los hombres.
- ❖ Al ser baja en sodio es recomendada en la dieta de personas con hipertensión arterial.
- ❖ Es rica en fibra, sobre todo si se come con su piel.
- ❖ Aporta vitaminas (sobretodo vitaminas del complejo B, C, A y E), así como minerales (como el potasio, fósforo y magnesio).
- ❖ Ayuda a hacer bien la digestión.

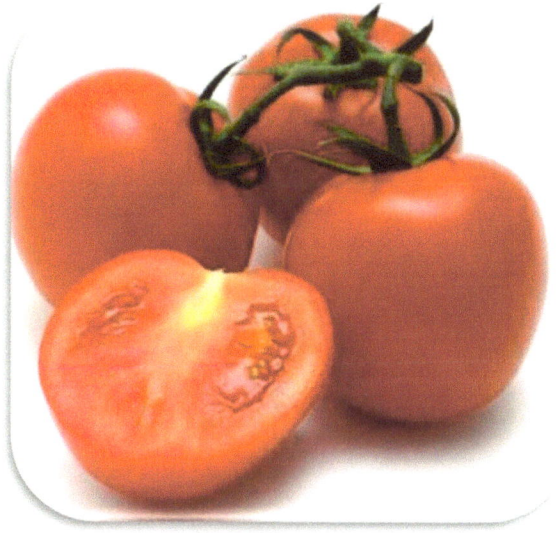

La Espinaca

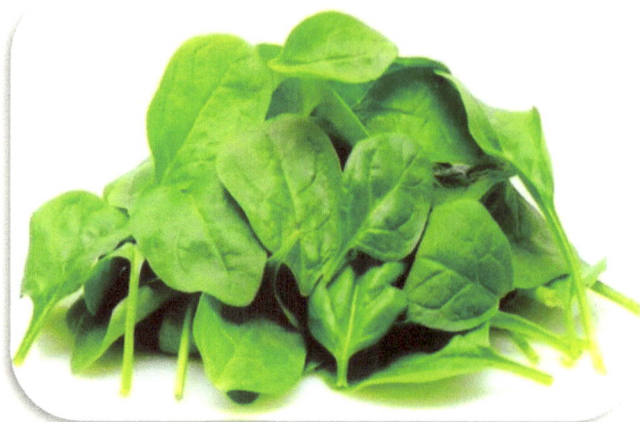

- **Promueve el transporte y depósito de oxígeno en los tejidos**: La espinaca es una excelente fuente de hierro. El hierro forma parte del grupo hemo o hem que forma parte de la hemoglobina y la mioglobina. Estas son proteínas que transportan y almacenan oxígeno en nuestro organismo. La hemoglobina, proteína de la sangre, transporta el oxígeno desde los pulmones hacia el resto del organismo. La mioglobina juega un papel fundamental en el transporte y el almacenamiento de oxígeno en las células musculares, regulando el oxígeno de acuerdo a la demanda de los músculos cuando entran en acción.

- **Aumenta la fuerza muscular:** según estudios publicados recientemente, son los nitratos presentes en la espinaca, los responsables de aumentar la fuerza en los músculos. Popeye tenía razón.

- **Ayuda a bajar de peso:** es ideal para incluirla en un plan de comidas para reducir el peso, debido a su bajo contenido calórico y su gran aporte nutricional.

- **Favorece el tránsito intestinal:** la fibra que contiene promueve el buen tránsito intestinal y a la vez causa sensación de saciedad, ideal para adelgazar.

- **Promueve la energía y vitalidad:** Interviene en el transporte de energía en todas las células a través de unas enzimas llamadas citocromos que tienen al grupo hemo o hem (hierro) en su composición.

- **Ayuda a prevenir enfermedades:** debido a la acción de sustancias antioxidantes, especialmente la vitamina A y C, se previene el daño celular causado por radicales libres. Disminuye el riesgo de padecer enfermedades cardiovasculares, enfermedades degenerativas y el cáncer. Previene la aterosclerosis, ya que estos antioxidantes en forma conjunta, evitan que el colesterol se oxide y forme LDL (colesterol malo).

- **Beneficia a mujeres embarazadas y niños:** debido a su contenido de ácido fólico (vitamina B9).

- ❖ **Mejora la visión:** la vitamina A, a través de un derivado llamado 11-cis-retinal se combina con la opsina, y forma la rodposina en los bastones de la retina. Los bastones son células foto receptoras de la retina responsables de la visión a baja luminosidad. La deficiencia de vitamina A y como consecuencia la falta de síntesis de rodopsina, causa ceguera nocturna. A su vez, la presencia de luteína y zeaxantina, por su acción antioxidante, previene la degeneración macular y protege contra el desarrollo de cataratas. Recientes investigaciones han descubierto que estos carotenoides son solubles en grasa. Por ello, el consumo de espinaca acompañado de algún alimento rico en grasas como el huevo o frutos secos, favorece la absorción de estos nutrientes.

- ❖ **Mantiene la presión arterial balanceada**: gracias a los minerales magnesio y potasio que contiene. Un reciente estudio reveló que ciertos péptidos (aminoácidos) presentes en la espinaca, inhibirían a la enzima convertidora de Angiotensina I, que convierte la angiotensina I en angiotensina II, la cual a través de su función vasoconstrictora aumenta la presión arterial. Además, su alto contenido en potasio y la poca cantidad de sodio que contiene, favorece la eliminación de líquidos en exceso de nuestro organismo favoreciendo a personas que padecen de hipertensión.

*Coliflor

La coliflor, esa planta de la familia de las crucíferas, es una excelente hortaliza en cuanto a los aportes que produce al organismo humano. Es bajo en calorías, con mucho contenido de agua, tiene folatos, fibras y también muchas vitaminas de los grupos B y C. Todas estas cualidades convierten a la coliflor en un vegetal ideal para ser consumido en cualquier época del año y en múltiples formas. Las coliflores son una excelente verdura que contiene una gran cantidad de aportes nutricionales desde todo punto de vista. Posee importantes niveles de agua, no tiene muchas calorías y se destaca por su presencia de folatos, vitaminas y minerales en general.

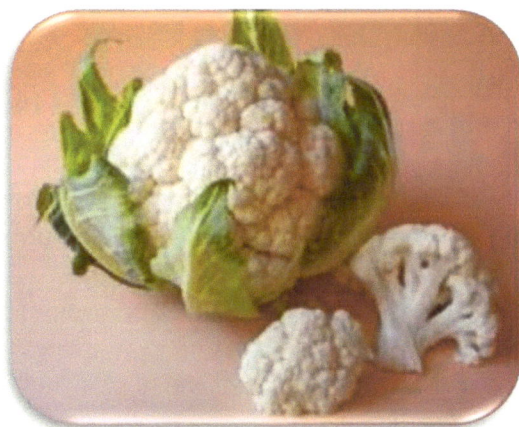

Sin duda alguna, la vitamina C es la más presente dentro de la composición nutricional de esta hortaliza. Esta es ideal para el colágeno, los huesos, los glóbulos rojos y para favorecer la absorción de hierro. También posee importantes cantidades de vitaminas del grupo B, como la B1, B2 y B3. Los folatos, tan valorados por su implicancia en la producción de glóbulos rojos y blancos, también dicen presente en las coliflores. Por su parte, la coliflor tiene buenos aportes de potasio y fósforo, manteniendo nutrientes esenciales como le hierro, el magnesio y el calcio, aunque en menores proporciones que los anteriormente citados.

Además, contiene excelentes niveles de fotoquímicos, lo que contribuye a prever algunas enfermedades degenerativas y estimula el sistema inmunológico. Todo esto debido a su capacidad antioxidante.

*El Ajo

Las propiedades aromáticas del allium sativum, nombre científico del ajo, convierten al bulbo de esta hortaliza, en un condimento insustituible, muy empleado en la cocina mediterránea. Por otra parte, los beneficios que comer ajo aporta a la salud, son dignos de ser considerados, para recomendar la inclusión del consumo de ajos, en la dieta diaria.

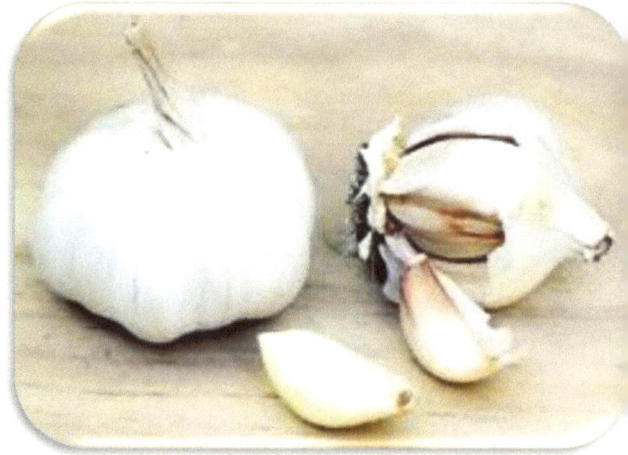

Los beneficios del ajo para la salud, han sido muy difundidos, alentando su consumo, a pesar de las resistencias que genera el mal aliento que provoca el allium sativum, nombre científico del ajo.

Entre las propiedades del ajo se destacan su capacidad para actuar como antiséptico, fungicida, antioxidante, e incluso, para el tratamiento de algunos tumores. Por otra parte, en los tratamientos para perder peso, se considera cómo adelgazar con ajo, debido a las excelentes propiedades del ajo para adelgazar.

Desde tiempos remotos, el ajo ha sido considerado uno de los mejores remedios naturales, atribuyéndosele muchas propiedades que han sido corroboradas por la ciencia, entre ellas su efecto antihipertensivo, su refuerzo del sistema inmunológico y su eficacia contra el reumatismo. Los científicos han indagado cómo cura el ajo en cada uno de estos casos, encontrando que la fama popular que acompaña a esta hortaliza, no es para nada exagerada.

Empieza a comer ajo y obtendrás muchos beneficios con su consumo para tu salud. Aprende cómo cocinar con ajo y podrás preparar exquisitas recetas como el arroz con ajo, un plato realmente delicioso. Sin embargo, si no te agrada el sabor del ajo, no tienes por qué privarte de las buenas propiedades que puede aportar a tu organismo. Te aliento a que consumas suplementos de ajo en cápsulas o perlas, sin que afecte tu buen aliento bucal.

* La berenjena

La berenjena es un vegetal que no se destaca especialmente por poseer un gran valor nutritivo ni energético, pero sí se estima que contiene importantes cualidades dietéticas, diurética (debido a su alto contenido acuoso) y también buenos niveles de potasio. ¡Conoce más acerca de ella!

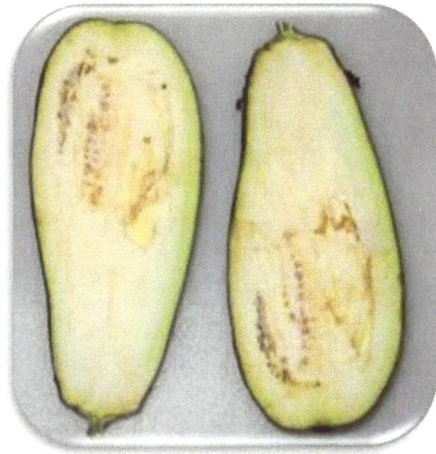

Las berenjenas son uno de los vegetales que siempre han formado parte de la tradición alimenticia en muchas partes del mundo. Su textura suave, su sabor tan particular, con algo de picante, su volumen carnoso.... Todas razones que las convierten en una buena opción para la mesa diaria. Y sus geniales propiedades, claro está.

Si bien no aportan muchas calorías y su mayor porcentaje de volumen corresponde al agua, las berenjenas tienen maravillosos beneficios para ofrecerte.

Estas son las principales propiedades de las berenjenas:

- **Ricas en minerales y agua:** Las berenjenas son una de las hortalizas que no precisamente se destacan por su aporte de energías, proteínas o calorías. Todo lo contrario, ya que su composición es de un 92 por ciento acuosa. El mineral más abundante en las berenjenas es el potasio. Este es muy importante para el buen funcionamiento del sistema nervioso, como así también para la actividad muscular. Además, tiene buenos niveles de yodo, sodio y magnesio.

- **Un vegetal muy diurético:** Debido a su composición acuosa, puede llegar a ser un vegetal con propiedades diuréticas. Además, se le endilgan propiedades adelgazantes, debido a que posee una buena cantidad de componentes de capacidad antioxidante, además de una más que interesante cantidad de fibra dietética.

- **Buena para el colesterol:** Debido, sobre todo, a su contenido de fibra soluble, es buenísima para la dieta contra el colesterol alto, ya que ayuda a atrapar las grasas y luego permite eliminarlas del cuerpo mediante el tránsito intestinal.

- **Otras propiedades:** Es considerada un vegetal desintoxicante, además de ser antioxidante y también indicada para aquellos que tienen problemas de estreñimiento, por su ya conocido contenido de fibra soluble e insoluble.

*Vainitas

Las vainitas verdes son una de las hortalizas muy importantes, a la hora de aportar nutrientes esenciales al organismo. Tienen un escaso valor calórico, algo de hidratos de carbono y también un interesante conjunto de minerales, que le harán muy bien a tu cuerpo. Por eso mismo, nunca está de más, un buen plato de vainitas verdes en tu mesa.

Las vainitas verdes son una de las verduras más versátiles y completas, a la hora de aportar nutrientes a tu organismo. De hecho, son muy valoradas en las dietas, debido a su escaso aporte calórico (algo así como 30 calorías por cada 100 gramos) y, al mismo tiempo, por su contenido de hidratos de carbono y proteínas.

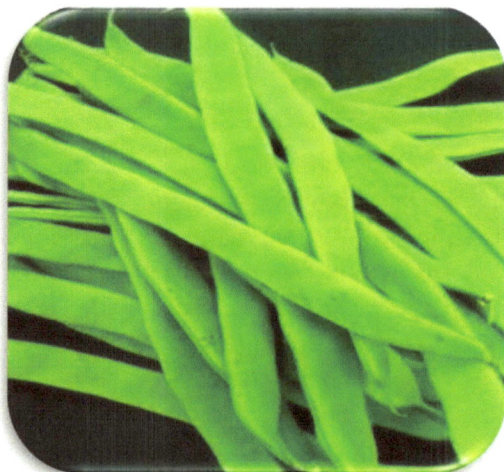

Además, las vainitas verdes poseen un buen caudal de fibras. Dentro del apartado de los minerales, los nutrientes esenciales que aporta este vegetal son: el potasio y el calcio. También contienen yodo, fósforo, hierro y magnesio, entre otros.

En el campo de las vitaminas, las vainitas verdes se caracterizan por tener una buena cantidad de vitamina C y también de folatos, esenciales para los glóbulos blancos y rojos. Puedes estar seguro, que tener un buen plato de vainitas verdes en tu mesa, es garantía de nutrientes asegurados.

*Pistachos

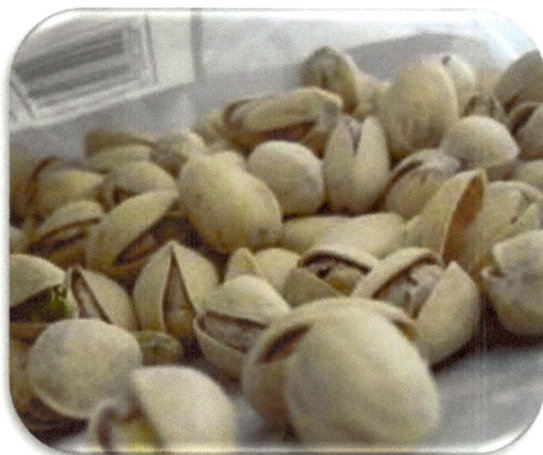

Los pistachos son uno de los frutos secos más deliciosos que existen. Pero, además de su gran sabor, aportan al organismo una serie de propiedades y beneficios más que interesantes. Estos van desde ayudar a bajar el colesterol a regular el tránsito intestinal. Conoce más sobre ellos.

Los pistachos son frutos secos que aportan una gran cantidad de propiedades beneficiosas para el organismo. **Su consumo diario es más que recomendable**, visto y considerando lo que aportan al cuerpo. Conoce más acerca de ellos.

Propiedades y beneficios del pistacho

❖ **Tienen un alto contenido de minerales**, como el potasio, el magnesio, el fósforo y el calcio, aportando beneficios más que evidentes sobre nuestro organismo en diversos ámbitos. A su vez, su buen porcentaje de hierro los hace muy buenos para la anemia.

❖ **Tienen un gran contenido de fibras** (alrededor del 20% de su composición). Por esta razón, son saciantes, ayudan a regular el tránsito intestinal y a eliminar toxinas.

❖ **Poseen una buena dotación de ácidos grasos**, por eso los pistachos son muy beneficiosos para el colesterol.

❖ **Son antioxidantes, muy energéticos, tienen proteínas y también vitaminas.**

❖ Además de todo esto, los pistachos son deliciosos para consumir de cualquier manera: en el desayuno, en ensaladas o simplemente solos.

¿Para qué sirve el pistacho?

Su nombre científico es Pistacia Vera L. Además de ser un fruto seco muy usado como aperitivo, constituye un auténtico medicamento natural gracias a sus semillas. Estas son algunos de los **usos medicinales del pistacho**.

❖ **Estimulación sexual**. En ciertas zonas del continente asiático el pistacho es considerado como el más potente afrodisíaco natural, por lo que es habitualmente utilizado para estimular el apetito sexual.

❖ **Remedio para la anemia.** Su riqueza en hierro le confiere propiedades antianémicas importantes, especialmente combinado con verduras en ensaladas.

❖ **Laxante natural**. Facilita el tránsito intestinal gracias a su alto contenido en fibra.

❖ **Remedio para la hipercolesterolemia y afecciones cardiovasculares**. En su composición presenta niveles interesantes de ácidos grasos poliinsaturados, mono insaturados y ácido oleico.

❖ **Apoyo nutricional durante el embarazo**. El pistacho posee un gran porcentaje de ácido fólico y otras vitaminas que favorecen el desarrollo del niño.

❖ **Remedio para prevenir enfermedades degenerativas**. Se recomienda su ingestión para evitar el cáncer y la arterioesclerosis.

Ensaladas:

"Aprovechando la vida, potenciamos nuestra salud" – S.B

Dos cosas que más me importan cuando como algo:

1.- Que sea saludable; y 2.- ¡Que sea delicioso!

Es posible consumir ensaladas que cumplan con todos los requisitos de alimentación que el cuerpo necesita, puesto que todos desean siempre evitar caer enfermos y lo único que se requiere es perder peso y no los nutrientes.

Las siguientes ensaladas que presentamos cuentan con una completa nutrición para el cuerpo. A la vez, a diferencia de muchas recetas para adelgazar barriga éstas sacian el hambre debido a que contienen una amplia gama de alimentos y no sólo verduras.

Ensaladas consideradas de las mejores recetas para adelgazar barriga.

*Ensalada con pescado: se trata de un plato ideal para toda persona que esté a dieta. Puede ingerirse tanto al mediodía como así también en la cena, no contiene en sus ingredientes hidratos de carbono en forma de almidón. Es una receta que combina la proteína ligera correspondiente al pescado con los hidratos de carbono que aportan las verduras, por este motivo es un plato sencillo y a la vez completo. Contiene además aceite de oliva que aporta ácidos grasos mono y polis insaturados que son muy saludables. Al mismo tiempo, es una ensalada que aporta omega 3 a través del pescado.

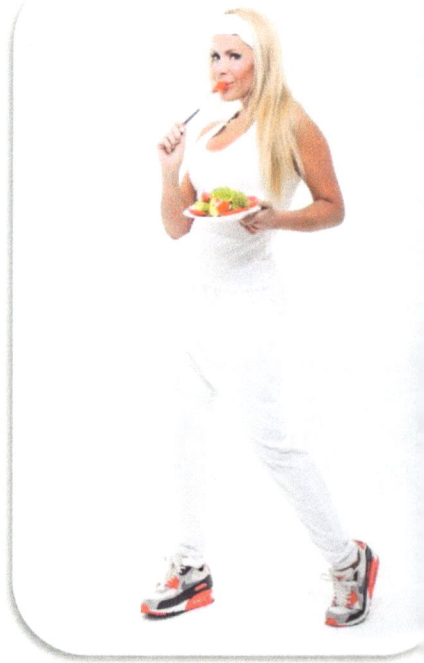

Ingredientes:

- ❖ 4 filetes de merluza limpia
- ❖ 1 puñado de gambas peladas
- ❖ 1 lata de pimiento rojo
- ❖ 1 cebolla picada muy fina
- ❖ 1 diente de ajo
- ❖ 3 cucharadas de aceite de oliva
- ❖ 1 zanahoria cocida
- ❖ 3 aceitunas picadas
- ❖ Vinagre,
- ❖ Perejil
- ❖ Sal

Elaboración:

Hervir los filetes de pescado preferentemente al vapor para que no pierdan nutrientes. Picar muy fino el resto de los ingredientes, desmigar el pescado para luego pasar todo junto a un bol, junto con las gambas. Mezclar bien.

Machacar el ajo en un mortero, junto con la sal y el perejil ir agregando aceite y vinagre. Batir enérgicamente, añadir esta mezcla al bol que contiene el resto de los ingredientes, mezclar hasta que se integre correctamente.

> **Bertoni Box**
>
> *Estas ensaladas son recetas para adelgazar barriga, muy efectiva, pero antes de comenzar cualquier dieta te aconsejo que limpies tu hígado, el órgano quema grasa por excelencia*

Ensalada crujiente: Cuando la coliflor es cocinada de forma tradicional resulta muy nutritiva y contiene muchas propiedades buenas para la salud. Sin embargo, cuando se la ingiere cruda es aún más nutritiva. Tiene efecto anticanceroso debido a la presencia de elementos sulfurados, fibra y vitamina C. Es también un buen protector cardiovascular además de que ayuda a la eliminación de líquidos, esto es debido a su alto contenido de agua y potasio.

Ingredientes:

- ❖ 150 gr. de coliflor fresca
- ❖ 1 Zanahoria
- ❖ 1 Tomate Cebolla
- ❖ 1 Cda de aceite de oliva
- ❖ 2 Cda de salsa de soja

Preparación: limpiar la coliflor y lavarla bien, escurrirla y cortarla en pequeños trozos desechando los troncos, pelar y rallar la zanahoria. Cortar en trozos pequeños el tomate y la cebolla. Condimentar la ensalada con el aceite y la salsa de soja.

Ejemplo: Una colorida mezcla de hojas verdes claras y oscuras con jitomate, alfalfa, brócoli crudo col morada con queso o atún enriquecida con frutos secos y un toque de aceite de oliva.
Esta es una perfecta y saludable combinación de colores y sabores, muy apetecible y de alto valor nutritivo. Las ensaladas, si llevan lechuga te ayudarán a conciliar un buen sueño gracias a que contiene lactucina, un sedante natural y su alto aporte de fibra te ayudará a ir al baño fácilmente la mañana siguiente.

*Ensalada Cesar

Rinde: 4 porciones máximo

Calorías por porción: aproximadamente 200 calorías

Ingredientes:
- ❖ 400 grs. de pechuga de pollo: 400 calorías
- ❖ 200 grs. de lechuga: 30 calorías
- ❖ 1 huevo: 75 calorías
- ❖ Jugo de 1/2 limón: 10 calorías
- ❖ 1 cda. de mostaza: 8 calorías
- ❖ 1 cda. de vinagre: 2 calorías
- ❖ 2 cdas. de aceite: 270 calorías
- ❖ Sal y pimienta al gusto

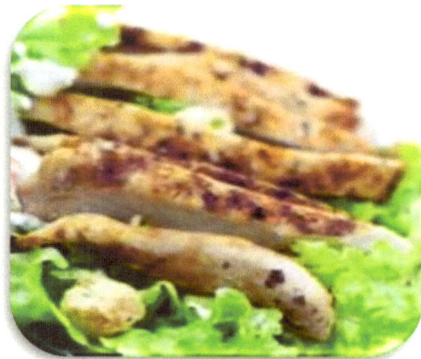

Ensalada completa ligera:

Rinde: 4 porciones
Calorías por porción: aproximadamente 90 calorías

Ingredientes:

- ❖ 100 grs. de tomates cherry: 20 calorías
- ❖ 200 grs. de espinaca fresca: 40 calorías
- ❖ 100 grs. de coliflor cocido: 20 calorías
- ❖ 100 grs. de pepino cortado en rodajas: 10 calorías
- ❖ 50 grs. de cebolla morada: 15 calorías
- ❖ 200 grs. de garbanzos cocidos: 200 calorías
- ❖ 1 pote de yogur descremado natural: 55 calorías Sal y pimienta al gusto

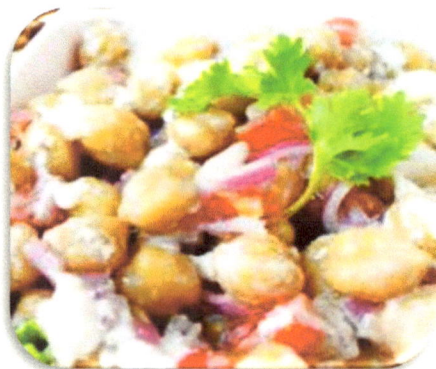

*Tabulé de Quínoa

Los principales ingredientes del tabulé son el perejil, el trigo bulgur o el cuscús, tomate, lechuga y zumo de limón como aderezo, por lo que se trata de una ensalada muy completa a nivel nutricional, uniendo las propiedades del trigo a las de las hortalizas que lo acompañan. El perejil y el zumo de limón son un complemento nutricional muy interesante. El tabulé autentico se prepara con trigo bulgur y yo voy a cambiarlo por Quínoa para mi familia celiacos de Venezuela. Incorporar la quínoa en nuestra dieta es muy sencillo. En este post explico cómo preparar un delicioso y rápido "tabulé" (tabbouleh) de quínoa y beneficiarse de todos sus nutrientes como vitaminas y proteínas.

Ingredientes:

- ❖ 1 taza de quínoa
- ❖ 1 3/4 tazas de agua o caldo de verduras
- ❖ 1/2 taza de tomate maduro troceado (en trozos pequeños queda mucho mejor)
- ❖ 1/2 taza con menta fresca y perejil troceado
- ❖ 1/4 taza de pepino troceado
- ❖ 1/4 taza de zumo de limón recién exprimido
- ❖ 2 cucharas de cebollino cortado bien finas
- ❖ 1 cuchara de aceite virgen de oliva
- ❖ 1/2 cebolla troceada bien pequeña
- ❖ 1/2 cucharadita de sal marina
- ❖ 1/2 cucharadita de pimienta negra recién molida

Preparación:

Verter el agua en una olla o cacerola junto con la quínoa hasta la ebullición. Tapar y reducir el fuego. Cocinar a fuego lento durante 20 minutos o hasta la absorción total del líquido.

Retirar del fuego, y eliminar "la pelusa" que ha aparecido en la superficie con un tenedor.
Añadir el tomate y el resto de los ingredientes.
Cubrir y dejar reposar 1 hora para servir frío o a temperatura ambiente.

Otra forma de hacer tabule saludable:

Ingredientes:

- ❖ 250 gramos de Quinoa o cuscús pre cocido
- ❖ ¼ litro de agua
- ❖ 1 pepino
- ❖ 3 tomates medianos
- ❖ 1 cebolla tierna
- ❖ Menta fresca
- ❖ Perejil fresco
- ❖ Cilantro fresco
- ❖ 1 limón
- ❖ Pimienta negra
- ❖ Aceite de oliva virgen
- ❖ Sal.

Preparación:

Primero:

Se ha de preparar el grano, sea trigo bulgur o el cuscús, siguiendo las instrucciones que se indiquen en el envoltorio. En el caso del cuscús, por ejemplo, basta con llevar el agua a ebullición, con dos medidas de agua por una de cuscús, y agregar el cuscús, bajando el fuego al mínimo. Se deja tres minutos a fuego bajo y luego se apaga, se tapa el recipiente y se deja reposar, removiendo de vez en cuando para que el grano quede suelto.

En segundo lugar:

Se pelan los tomates, se quitan las pepitas y se cortan en dados.

Se lava el pepino, pelado o no, según los gustos, aunque es mucho más nutritivo comer el pepino con la piel, y se trocea de modo similar al tomate.

Se pela y se pica bien la cebolla tierna.

Cuando cebolla, pepino y tomate estén troceados se mezclan y se aliñan con el zumo de limón.

Finalmente:

Se pican las hierbas aromáticas variando las cantidades al gusto. Como referencia se pueden picar dos cucharadas soperas de perejil, dos de cilantro y dos de menta.

Se añaden las hierbas a los vegetales troceados, se incorpora sal y pimienta y se rehoga con aceite de oliva virgen extra, se mezcla y se vierte sobre el cuscús. Mezclamos de nuevo y a la nevera durante un par de horas.

Ensalada de Salmón y Aguacate

Ingredientes   6 porciones

- ❖ 3 toronjas rosadas
- ❖ 1/4 taza de edulcorante
- ❖ 200g de salmón ahumado
- ❖ 2 aguacates medianos
- ❖ 1 limón
- ❖ Variedad de hojas de lechuga

Para la vinagreta

- ❖ 1 cda de mostaza de Dijon
- ❖ Sal y pimienta al gusto
- ❖ 6 cdas de aceite
- ❖ 1 ½ cda de jugo de limón

Preparación:

Pela las toronjas con un pela papas para retirarles solo la cáscara, luego toma algunos pedazos de la cáscara y córtalos en hilos finos y del mismo largo.

Pon el edulcorante en una olla y cúbrela con agua, llévala a fuego para hervir, cuando el agua hierve, agrégale las tiritas de la cáscara de toronjas, baja el fuego y deja hervir lentamente hasta que estén tiernas, aproximadamente 10 minutos.

Cuando las tiras de toronja están glaseadas, escúrrelas y resérvalas para luego. Quítales lo blanco a las toronjas, luego desprende los gajos.

Corta el salmón ahumado en tiras finas, deslizando el cuchillo suavemente por el filete. También puedes comprarlo ya fileteado. Escoge unos aguacates maduros, ábrelos por la mitad y retírales la semilla. Hazle cortes a la cáscara de aguacate para pelarlo con mucho cuidado de no dañar la pulpa. Pon las mitades de los aguacates boca arriba y rocíalas con abundante jugo de limón, para que no se pongan negras. Con un cuchillo afilado, parte el aguacate transversalmente en tajadas, lo más parejas que se pueda. Reserva.

Vinagreta

Bate la cucharada y media de jugo de limón junto con la mostaza, la sal y la pimienta negra. Agrega de a poco el aceite y sigue batiendo hasta que haya quedado todo bien mezclado. Tapa y reserva.

Terminación

Pon las hojas de lechuga en un colador y lávalas. Sumérgelas un rato en un recipiente con agua salada. Escúrrelas. Corta las hojas verdes poniéndolas en una tabla, enrollándolas y cortando en tiras. Añade dos tiras de salmón ligeramente dobladas y, por último, rocía la ensalada con la vinagreta. Decora con hilos de cáscara de toronja. Vale aclarar que, si no consigues toronjas, puedes usar naranjas.

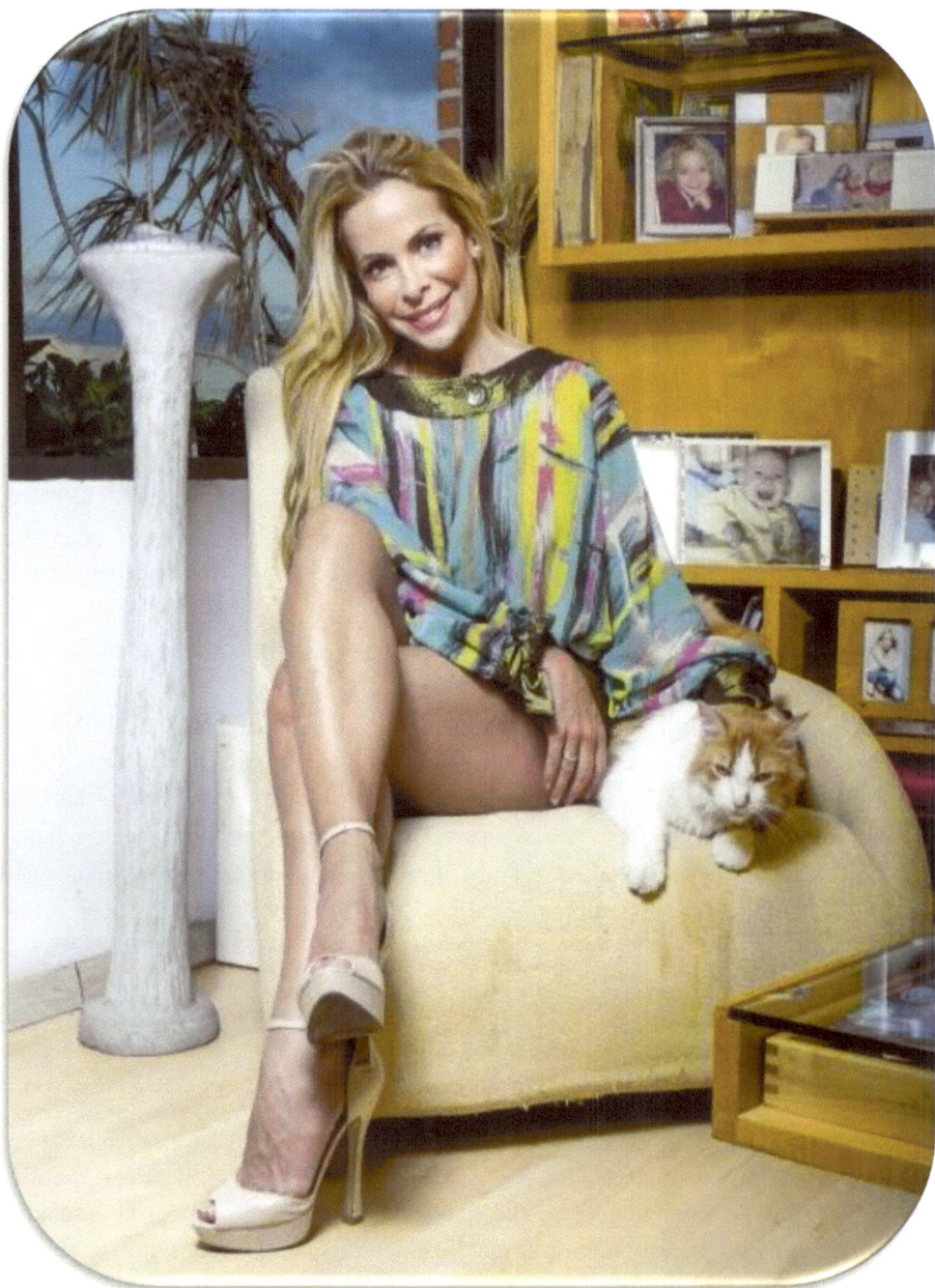

Menú Shia

Un punto importante a tener en cuenta, es que de nada servirá una dieta rica en Vitamina C si además no se consume una buena cantidad de hierro, ya que favorece la absorción de esta vitamina. Lo encuentras en: vegetales oscuros, frutas rojas, avena y lentejas, por mencionar algunos de los alimentos que lo contienen.

De esta forma, te recomiendo un menú para seguir esta dieta, incluyendo todo lo que se necesita para lograr el éxito:

- **Desayuno:** 1 taza de café con leche y edulcorante + 4 galletas integrales.

- **Merienda**: 1 manzana

- **Almuerzo:** 3 cucharadas de arroz integral + 1 ración de carne o pollo a la plancha + 1 ensalada de tomate, lechuga y coliflor + 1 vaso de limonada o jugo de naranja (no le agregues azúcar y tampoco lo pases por el colador, para preservar las fibras).

- **Merienda:** 1 fruta sin azúcar añadida (naranja, mandarina, o 10 granos de uva).

- **Cena:** 1 sándwich de pan integral con queso, lechuga y atún (o pollo o jamón) Para bajar de peso aún más. Puedes sustituir esta cena por una sopa de legumbres con un jugo igual al del almuerzo.

Recuerda siempre que, antes de iniciar cualquier régimen para adelgazar, es importante que consultes a un médico o nutricionista, para asegurarte que la dieta no será perjudicial para tu salud.

Predicando con el ejemplo

¿Por qué comer sano?

Alimentarse a diario es una necesidad básica. Sin embargo, a menudo olvidamos la importancia de una buena alimentación y consumimos alimentos que poco tienen que ver con la palabra saludable.

Nos hemos acostumbrado mucho más a saciar el hambre que a consumir alimentos que beneficien nuestro organismo con sus nutrientes.

Ser saludable es mucho más que hacer ejercicio y visitar al médico, ser saludable implica un auto cuidado del cual debemos estar conscientes.

¿La importancia de comer sano y saludable?

Sin alimentación no hay vida y sin una buena nutrición no hay salud.

Según un informe presentado en el Congreso Latinoamericano de Nutrición, realizado en Santiago de Chile, en 2009, el 35% del diagnóstico de cáncer es posible vincularlo a la dieta.

Además de factores reconocidos, como el estrés y el tabaco, los vinculados a los alimentos, como la sobre cocción o la fritura de las carnes, los nitritos que se agregan a los fiambres, los ahumados, las grasas y el alcohol también tienen efectos negativos en nuestro organismo.

Los retrasos en el crecimiento intrauterino y de la infancia temprana pueden aumentar el riesgo de padecer enfermedades crónicas relacionadas con la alimentación en etapas posteriores de la vida.

Adoptar malos hábitos durante la infancia y la adolescencia, aumentará el riesgo de padecer enfermedades cardiovasculares y obesidad.

La mayoría de las enfermedades crónicas aparecen en la edad adulta. Por lo tanto, se trata de una etapa de gran importancia a la hora de reducir factores de riesgo como el tabaco, el sobrepeso y la obesidad, la falta de ejercicio, el colesterol, la hipertensión y el consumo de alcohol.

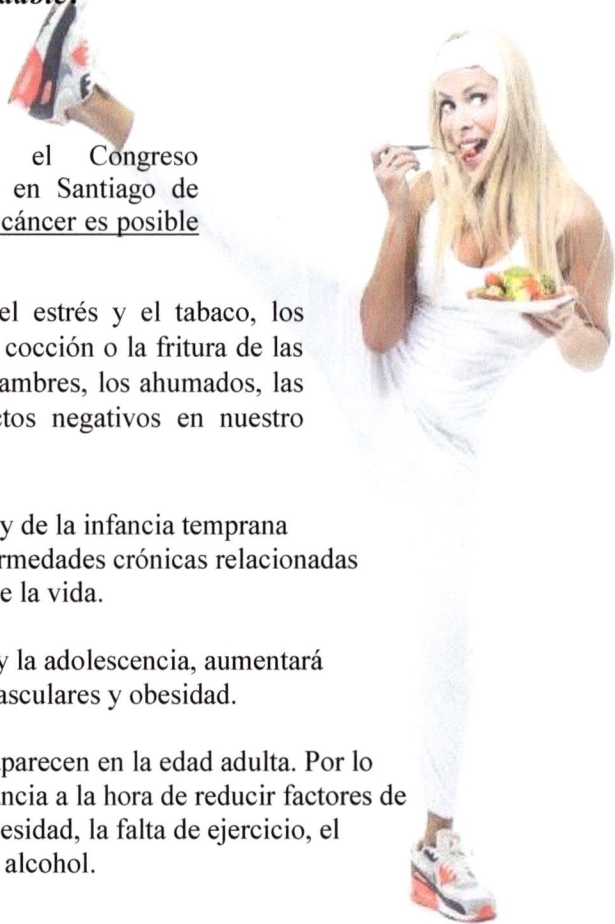

Sentirse bien es alimentarse bien.

La formación de hábitos alimenticios saludables debe comenzar desde los primeros años, porque los hábitos instalados tempranamente, tienden a perdurar a lo largo de la vida.

Es fundamental que aprendamos a cuidarnos, no solo cuidarnos, sino también prevenir.

Antes de ese evento en particular baja el consumo de carbohidratos, que tu plato sea en su mayoría vegetales, como espárragos, champiñones y pepino.

No coma lo que sabe que engorda, mastique despacio, beba agua, practique cenas ligeras, cambie sus hábitos del desayuno: alimentos sanos, integrales y proteínas que no engordan o lo hacen en menor medida (pero siempre desayuna).

Cuide sus menús. Que las excepciones sean pocos días. Haga de su familia unos activos *"vigilantes del peso y de la buena alimentación"*.

Consumir antioxidantes ayuda a retrasar el envejecimiento, pocos confían en sus reales efectos y se inclinan por productos cosméticos.

Lo cierto es que ni la mejor crema hidratante podría hacer que tus arrugas se vuelvan más tenues en solo dos semanas, los antioxidantes sí.

"Que tu medicina sea tu alimento, y el alimento tu medicina."

Hipócrates de Cos

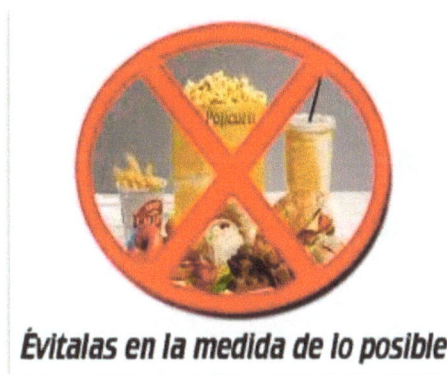

Évitalas en la medida de lo posible

Alimentos Permitidos en la Dieta libre de Gluten y Caseína

- ❖ Papas en todas sus modalidades: papas fritas, horneadas, que no estén empanizadas, sopas y panes preparados con harina de papa.

- ❖ Sustitutos lácteos: de almendra, papa, arroz, avellana, soya (si no es alérgico)

- ❖ Aceite de Canola.

- ❖ Arroz en todas sus gamas, harina para panquecas, bizcochos, galletas hechas con harina de arroz.

- ❖ Harinas de yuca, batata, plátano (leer siempre las etiquetas algunas contienen gluten.)

- ❖ Frutas frescas: poco cambur y poca manzana.

- ❖ Cotufa natural sin dulce o mantequilla.

- ❖ Vegetales frescos.

- ❖ Maíz en todas sus formas: tortillas, tostadas, sopas y panes hechas con harina o fécula de maíz.

- ❖ La mayoría de las nueces: almendras, nueces, pistachos, avellanas, girasol (a menos que sean alérgicos).

- ❖ Carnes frescas: pollo, res, pescado y mariscos (evita el atún por estar muy contaminado, prefiere sardina o Salmón).

- ❖ Huevos y mayonesa a base de aceite de canola (si no es alérgico).

- ❖ Habichuelas, habas, garbanzos y lentejas.

- ❖ Cacao puro (si no es alérgico al chocolate).

- ❖ Soya (si no es alérgico).

La actividad física es fundamental

5 cosas increíbles que pasan en tu cuerpo después de solo una sesión de ejercicios:

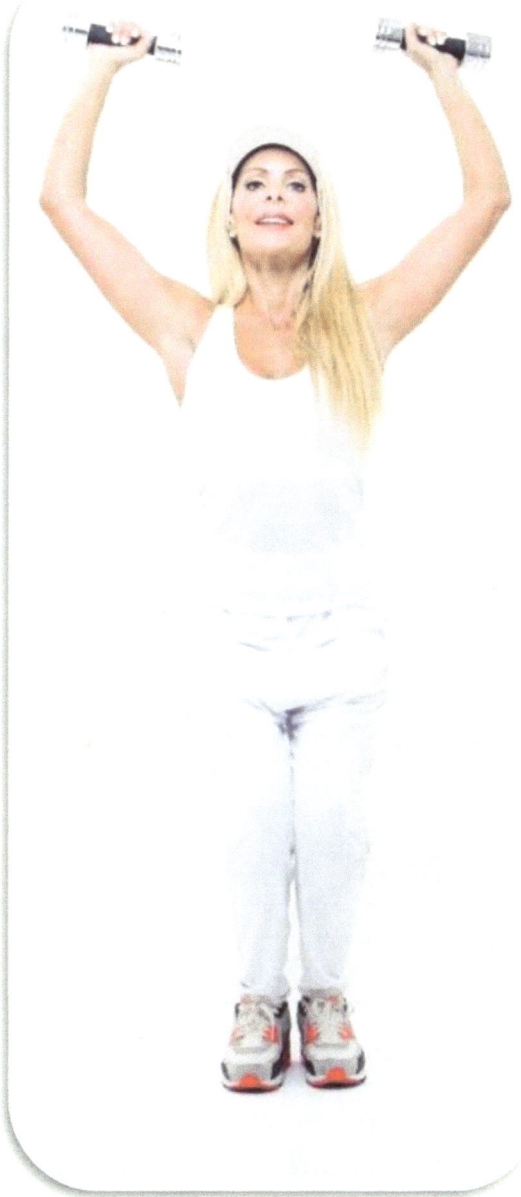

❖ Tu ADN puede cambiar: factores de estilo de vida como el ejercicio pueden desempeñar un papel importante en ciertos genes.

❖ Estás más concentrado: cuando hacemos ejercicios una oleada de sangre va al cerebro, activando las células a toda velocidad, haciéndote sentir más alerta y concentrado.

❖ Disminuye tu posibilidad de desarrollar diabetes: una sola sesión de cardio aumenta el almacenamiento de grasa en el músculo, lo que mejora la insulina.

❖ Tu ánimo mejora: debido a que tu cerebro libera varias sustancias que te hacen sentir bien, tales como las endorfinas y serotonina.

❖ El estrés se desvanece.

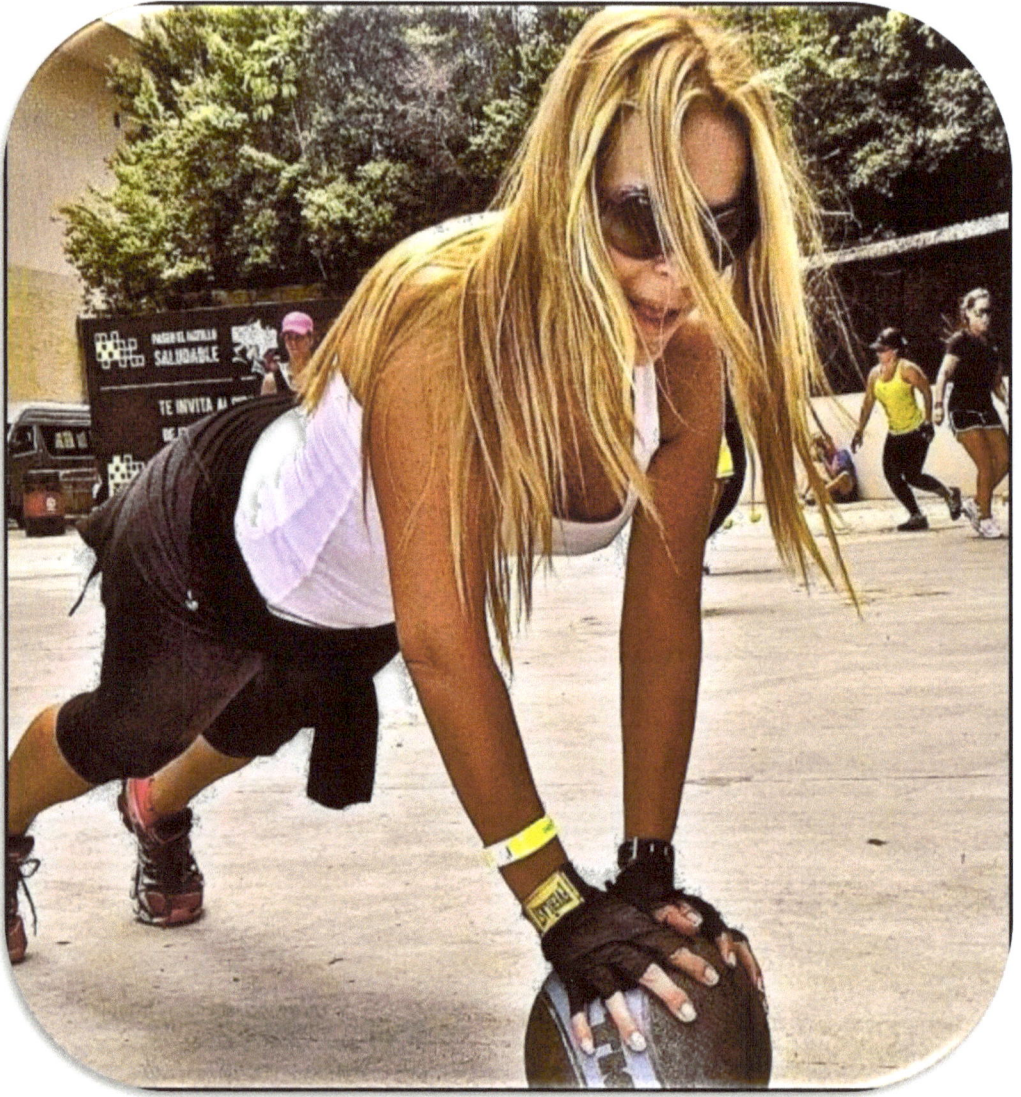

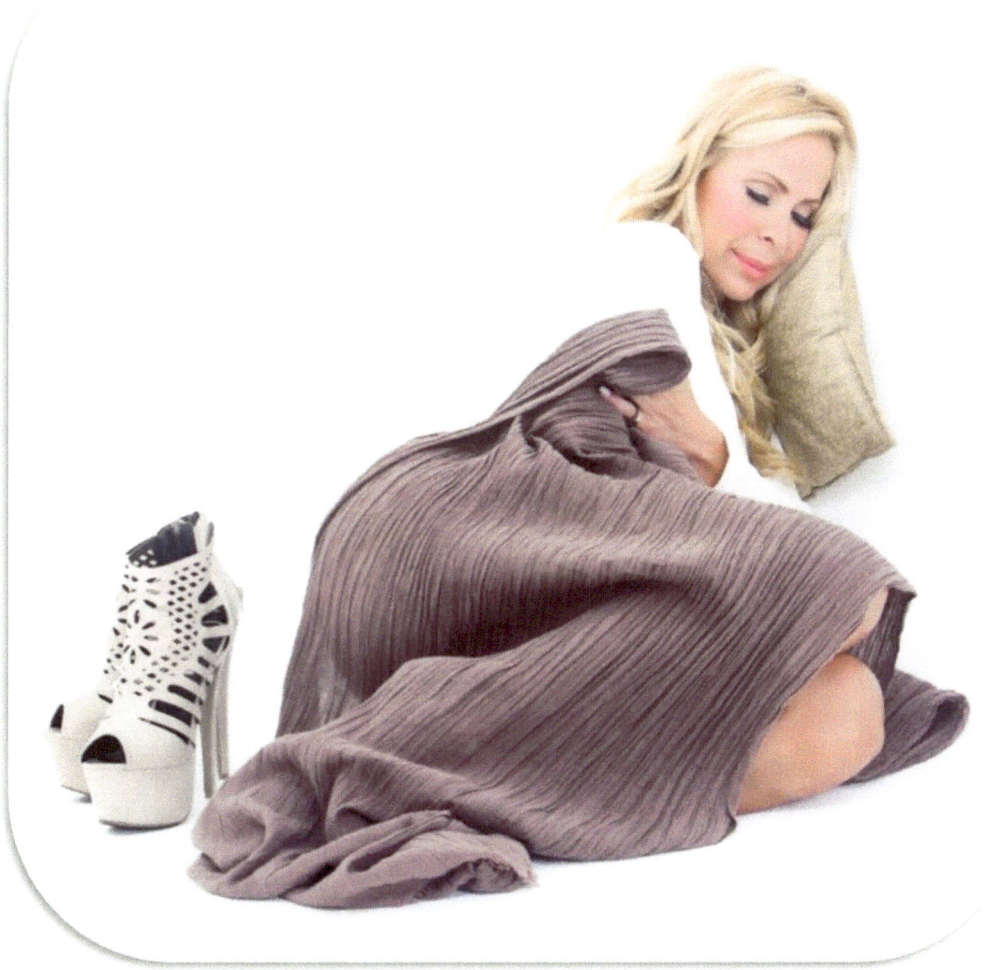

¿Agotado para seguir tu rutina de entrenamiento?
Mi secreto es otro café.

La cafeína te ayuda a mantener la potencia física cuando se agotan las reservas de carbohidratos. Tomar café puede hacer que tu ejercicio sea más fácil. Además, la cafeína fomenta que los músculos utilicen los ácidos grasos como energía.

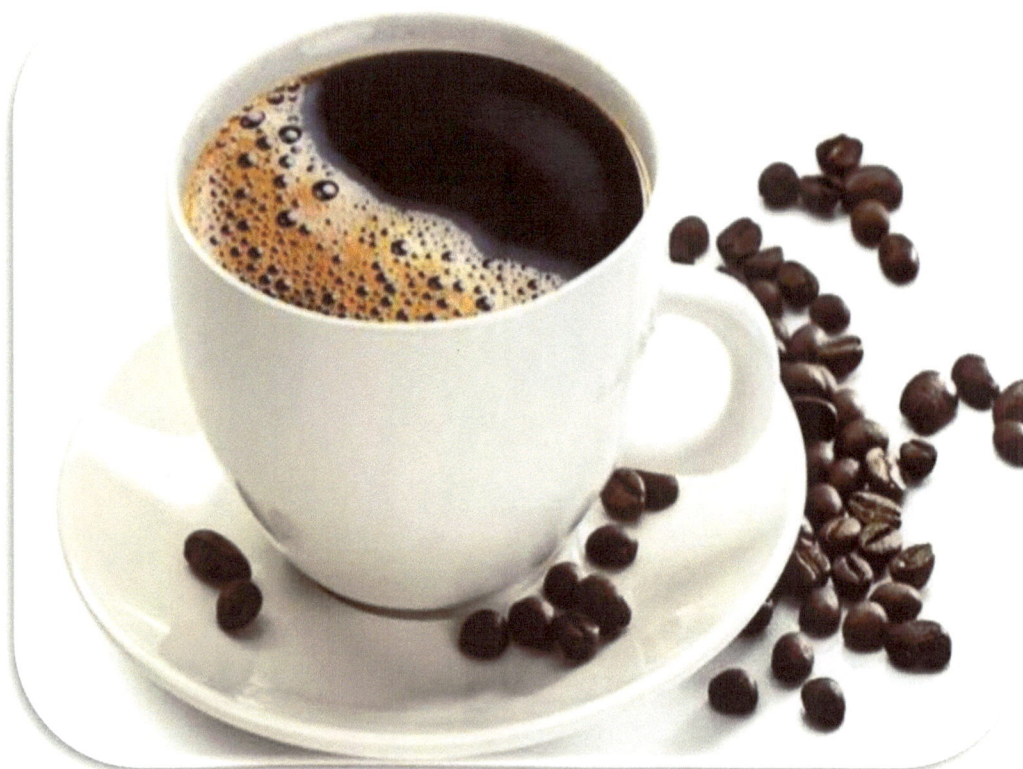

Recomendaciones de la Sociedad Venezolana de Cardiología para una dieta Cardiosaludable.

Dra. Josefa Feijoo Iglesias*.

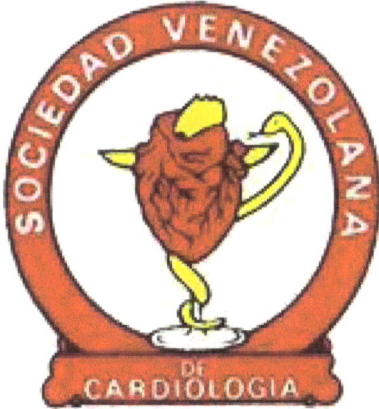

*Cardióloga miembro titular de la Sociedad Venezolana de Cardiología (SVC). Vocal de la SVC. Presidenta del Capítulo de Imágenes de la SVC. Vicepresidenta del capítulo de Enfermedad Cardiovascular en la mujer de la SVC. Vocal de la Sociedad Venezolana de Menopausia y Osteoporosis (SOVEMO). Coordinadora de la Sección de estudios no invasivos de cardiología del Hospital Dr. Domingo Luciani (IVSS). Director Médico de la Unidad Cardiológica Latinoamericana.

Las enfermedades cardiovasculares continúan siendo la primera causa de muerte a nivel mundial, según datos de la Organización Mundial de la Salud (OMS), 31% de todas las muertes en el 2012, siendo el infarto del miocardio (IM) y el accidente cerebro vascular (ACV) los responsables de casi la totalidad de estas muertes. Está confirmada la asociación de dichas enfermedades con la ingesta de alimentos que favorecen la aterosclerosis, es decir la enfermedad de los vasos producto del depósito de grasas, es por esta razón que la dieta es fundamental en la prevención de estas enfermedades, tomar conciencia de la importancia de la dieta y el estilo de vida es vital para la supervivencia humana. A continuación, se dan algunos consejos dietéticos basados en múltiples estudios científicos que confirmaron su utilidad en la prevención de enfermedades cardiovasculares.

1.- Limite el consumo de grasas trans (frituras, salsas y alimentos preparados de manera industrial) y grasas saturadas (alimentos de origen animal como la leche de vaca, la carne y la piel del pollo y del pavo). Coma carnes magras (sin grasas) y quíteles la piel a las aves. Los alimentos deben cocinarse preferiblemente al vapor, al horno o a la plancha (parrilla). Elija productos lácteos sin grasa (0 al 1%, no mayor). Prefiera aceites pocos saturados como el de girasol, soya u oliva.

2.- Aumente el consumo de pescado o ácidos grasos Omega 3: Comer al menos 2 porciones de pescado azul (atún, salmón fresco, sardinas, etc.) a la semana. El aguacate es una excelente fuente de omega 3 pero tiene alto contenido de calorías, consumirlo con precaución.

3.- Coma frutas y verduras: se recomienda 5-6 raciones al día entre frutas y verduras (OMS). Esta es la indicación con más sustento científico en la prevención del riesgo cardiovascular hasta el momento. Se recomienda comer la fruta entera en vez de sus jugos.

4.- Incluya granos enteros ricos en fibras (arroz integral, cereal integral) y frutos secos en la dieta diaria: Semillas de girasol, nueces y almendra, un puño diario de una de ellas o mezcladas (la nuez es la más recomendada).

5.- Disminuya el consumo de azucares: recientemente la OMS alertó sobre la necesidad de disminuir el consumo de azucares libres, inclusive los niños a menos del 10% de la ingesta calórica total. Evitar bebidas **azucaradas.**

6.- Coma bajo de sal: evite el consumo de sal en exceso, se recomiendan 3-5 gr diarios, la finalidad es disminuir o mantener las cifras de presión arterial dentro de niveles que no representen riesgo cardiovascular. Tener especial precaución con las salsas.

7.- Si consume alcohol hágalo moderadamente: preferiblemente vino tinto, a pesar de sus bondades no debe pasarse de 2 copas diarias ya que por encima de este nivel se pierde las propiedades protectoras.

Es importante señalar que todas están medidas dietéticas deben ir acompañadas de hábitos de vida saludable, como hacer ejercicio cardiovascular mínimo media hora 5 veces por semana, no fumar, mantener el peso adecuado, vigilar las cifras de presión arterial y el control adecuado de las emociones.

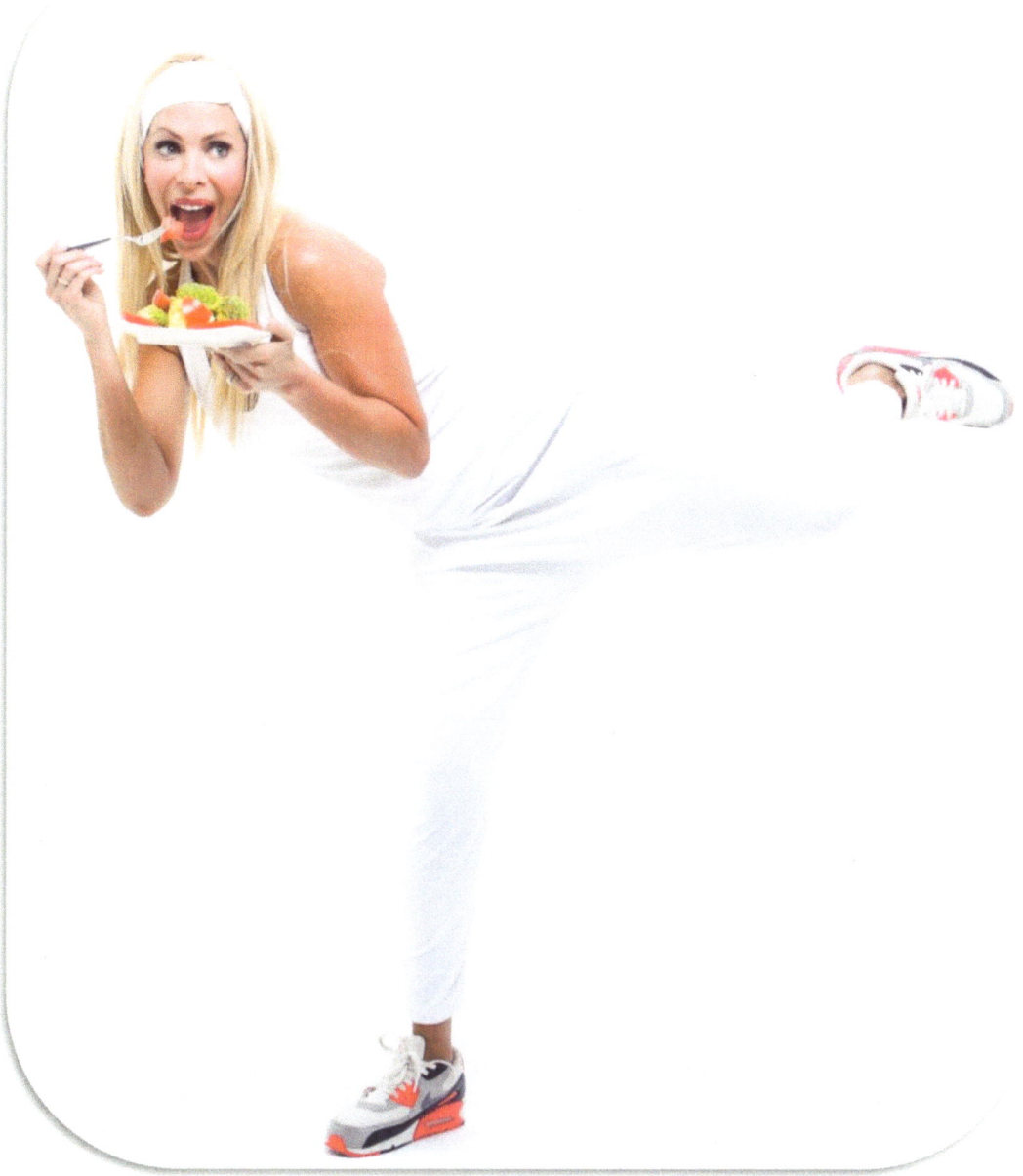

"¿La importancia de comer sano y saludable?

"Sin alimentación no hay vida y sin una buena nutrición no hay salud."

Hasta la próxima guía saludable…
"Que tu medicina sea tu alimento, y el alimento tu medicina." -SB

Has intentado una y otra vez seguir un régimen de alimentación sano, bien sea para bajar unos kilos o para sentirte más saludable. Tienes la fuerza de voluntad, pero 4 de la tarde, una fuerza casi sobrenatural se apodera de ti y vuelves a caer en la tentación por lo dulce. Es la ansiedad, esas ganas irresistibles de comerlo todo y que tantas veces echan por la borda todo tu esfuerzo por llevar una dieta menos calórica.

La ansiedad es considerada una de las adicciones más frecuentes relacionadas con los alimentos. Es un padecimiento que todos podemos tener, y aunque no existen fórmulas mágicas para hacer que desaparezca, puede ser controlada con sencillos trucos y con hábitos y cambios progresivos en tu estilo de vida.

- ❖ **Reduce el azúcar**
  Mientras comas alimentos más dulces, más necesidad tendrás de ese sabor. Elimina gradualmente el azúcar de tu dieta. Ninguna persona sana sobre la faz de la tierra requiere azúcar refinada.

- ❖ **Toma agua**
  Mínimo 8 a 10vasos al día. Los especialistas aseguran que, a veces, la sed se confunde con hambre.

- ❖ **Come varias veces**
  Para desde hace 17 años son 3 comidas principales más 3 meriendas. Si saltas comidas engordas y luego quieres comer más.

- ❖ **Ejercítate a diario**
  Para controlar la ansiedad no existe nada mejor que la actividad física regular, por lo menos 5 veces a la semana. Y realmente debería ser 6 días y 1 de descanso. Un paso a la vez.

- ❖ **Distrae la mente**
  Cuando sientas deseos de comer tu dulce preferido, concéntrate en alguna actividad. Si distraes tu mente, es probable que olvides que sentías ansias por algo dulce. Además, recuerda cuanto te ha costado el camino por lo sano. Disciplina constancia.

- ❖ **Desayuna como reina**
  Cuando te levantas, tu cuerpo viene de un largo ayuno. Omitir el desayuno hace que tu metabolismo esté lento y sientas gran necesidad de comer al final del día.

❖ **Relájate**
Infusiones como manzanilla, té verde y valeriana, o disciplinas como el yoga, pueden ayudar a reducir la tensión, lo que da como resultado menos ganas de salirte de la dieta.

❖ **Duerme bien**
Uno de los métodos más efectivos contra la ansiedad es dormir. Cuando descansas, aumenta la producción de leptina, una hormona que indica al cerebro cuando tu cuerpo está satisfecho.

❖ **Más proteínas**
Aumentando la ingesta de proteínas en el desayuno, tendrás mayor sensación de saciedad en el día y evitarás comer fuera de las horas permitidas.

❖ **Analiza tu rutina**
Determina qué cosas desencadenan tu descontrol al comer. Atacando la causa, puedes eliminar el problema.

❖ **Elimina tentaciones**
Cuando vayas al supermercado, sólo compra alimentos saludables. Cambia los dulces, por frutas o gelatinas sin azúcar.

❖ **Sé feliz**
Cuando te sientes bien, el cuerpo produce serotonina, una hormona relacionada con el apetito, que se genera artificialmente cuando ingieres chocolate.

Desde mi cuenta **Twitter @shiabertoni** hace rato me dediqué a llevar Periodismo de Salud y este año 2014 en **Instagram (@shiabertoni)** he iniciado una campaña para promover un estilo de vida sano entre todos los que me siguen a diario en estas redes sociales. A través de varios HashTags, como: **#BertoniBox #ViveSano #VigilantesDelPeso #PonteEnMovimiento #ComeSano, #RicoySaludable #EresLoQueComesyComesLoQueEres #SaludAlDia.**

Intento compartir con todo el mundo sencillos consejos que les ayuden a conseguirlo. Siempre les digo que cuidarse es más fácil de lo que creemos *"Cuando te sientes bien todo te sale mejor"* y que sólo hay que adquirir hábitos sencillos. Yo estoy en pleno proceso de aprendizaje -bueno por aquello de que todos los días se aprende- pero iniciamos desde mi época de modelo, se pasa hambre y nunca estuve de acuerdo, así inicié mis estudios por la salud y hasta un Spa tuve y creo que a muchos mi experiencia personal les puede ser útil. Abogo por una belleza responsable y por un estilo de vida sano que combine el ejercicio con una alimentación equilibrada, porque son las claves para vivir más y mejor.

No creo en las dietas, ni en el deporte llevado al extremo, día a día, a través de las redes sociales, y todos los días en mis micrófonos de **@magica991** y tnoradio.com, mi columna en revistas y hoy en **@farmatodo** la revista, intento crear un espacio para la reflexión, en el cual intento resolver dudas y también plantearlas. Espero conseguirlo. Hoy tengo la suerte de anunciar un proyecto que me tiene muy ilusionada y algo nerviosa por la responsabilidad. Y es mi página web dedicada a la salud, para ayudar a todos.

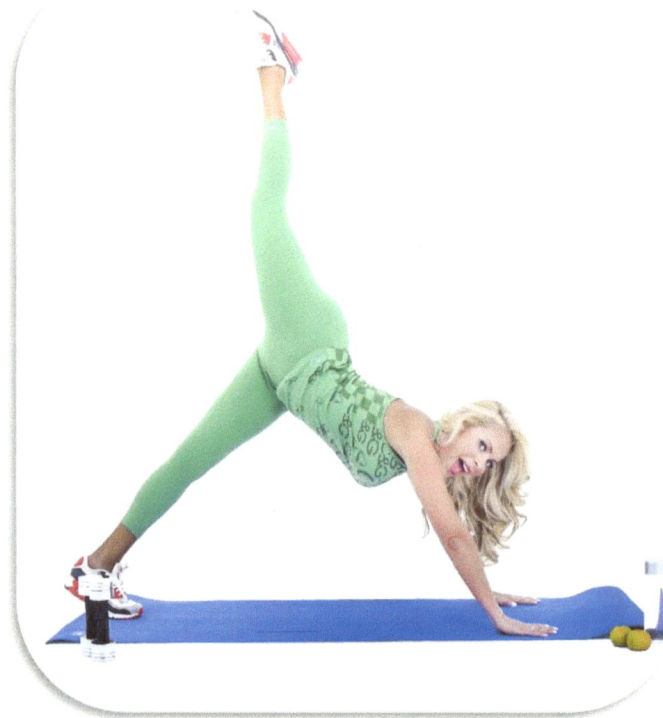

"La salud es una esperanza en tiempos de crisis" – SB

<u>Shia Bertoni</u>

Abogado, comunicadora, productora y locutora de reconocida trayectoria en el área de la narración de noticias, entretenimiento y animación.

Estudios en nutrición, gerencia, conferencista certificada, coach internacional, periodista de salud con maestría en comunicación avanzada

Indice

www.ingramcontent.com/pod-product-compliance
Lightning Source LLC
Chambersburg PA
CBHW060804270326
41927CB00002B/46